鹿鸣心理

精神分析式对话

从心理医院到躺椅

PSYCHOANALYTIC CONVERSATIONS

FROM THE PSYCHOTHERAPEUTIC HOSPITAL TO THE COUCH

［美］沙格曼·卡亚金（Sagman Kayatekin）◎著

薛飞 等◎译 ｜ 李小龙◎审校

重庆大学出版社

推荐序 ◀◀◀◀
精神分析在心理医院

2011年第一次在纽约参加美国精神分析协会的冬季年会时，我被一个据说已经持续了好多年的研讨会吸引了。这个研讨会的名字叫精神病医院里的精神分析治疗，而且主持人和主讲者来自著名的门宁格诊所（Menningger Clinic）。对于精神科医生来说，门宁格诊所就是精神科的梅奥诊所。基于对这样的权威的崇拜也好，对门宁格诊所的仰慕也好，最重要的是自我2000年结束在美国的两年多的访问学者生涯回国后，加之在德国埃森大学附属心理医院3个月的进修，我一直在武汉组建团队，实践精神分析式心理治疗在武汉市精神卫生中心的应用。2006年在当时的院长陈红辉教授的鼎力支持下，我们创建了有两个开放的住院式精神分析式心理治疗病房的武汉市心理医院。

1998年，我满怀激情去美国学习精神分析（当时被一个美国客体学派的精神分析家邀请）。到美国后，我一再被好心的朋友告知精神分析在美国已经日薄西山，不能太理想主义。我自认我从来不是一个纯粹的理想主义者，如果要说我的自我认同的话，我应该具有一半的理想主义，一半的现实主义。因而，我在学习精神分析的同时，进入了一个受过良好精神分析、家庭治疗训练的精神病学家的研究团队，这位导师也是美国国立卫生研究院（NIMH）科研经费的评审专家。我一边跟着他在新英格兰医疗中心看门诊，一边跟着他做精神病学的研究。因为我的这位导师，我知道了门宁格；也因为这位导师，他介绍我上了科胡特嫡传弟子的课程，我因此陷入对自体心理学的饥渴中；也是这位导师告诫我精神分析在美国的没落。

但是，有一天我的这位导师在面试了一位来自中国的申请精神科住院医师实习职位的医师后，他非常生气地对我说："一个精神科医生，可以完全将精神病人视为一个生物体吗？"他一甩手中的书说："这里面的内容他一点也不知道，他还是去申请他的神经科医生好了。"我拿起他甩来的那本书，书名赫然是《精神病学的精神动力性理解》。我感到好奇，问他："你不是说精神分析在美国没落了吗？今天为什么生这么大的气？"他很奇怪地看着我说："我说的是一周四到五次的精神分析在美国没落了，我不是说用精神分析的思想去理解精神疾病没落了。"我永远记住了这句话，我开始理解了在不同文化背景下对话的重要性。2000年，他带我参加了在芝加哥召开的美国精神病学大会，而那次大会APA主席的发言也让我印象深刻，是给开药的医生讲移情与反移情。因为医疗系统频繁的医疗诉讼，当时的美国总统克林顿在一年内召见了APA主席三次。

也许是受了本书的影响，我在这篇介绍性的序言里，要致谢我的精神病学的引路人，尽管我去美国时已经是一名精神科的主治医师了，但我仍然认为出生于上海、成长于回归前的香港、受教育于英国、行医于美国的George Hsu教授是我精神病学的引路人，他言传身教，教我做个具有人文思想的精神科医生。

所以，当我在2011年纽约大雪纷飞的冬天，看到有来自门宁格诊所的住院式精神分析治疗时，可想而知，这个研讨会对我的吸引有多么巨大。

为此，我出现在这个研讨会上，并被会议上讨论的内容深深吸引。会后，我邀请沙格曼副教授来年到中国讲学，他当时的回答让我兴奋不已。他说："你请我去中国，我想立马就飞。"

在随后至今，沙格曼副教授不但自己来了，而且带来了同在门宁格诊所工作的精神病学教授和家庭治疗师——他的美丽善良的妻子艾敏儿（Emel）。这对夫妇数年来正如沙格曼副教授在本书开头"致中国读者"中所言："我和妻子、同事艾敏儿教授了一群年轻、才华出众、富有激情的临床精神科医生，留下了美好的回忆，还遇见不少优秀的中国同事。虽然我们在这个富强的国家生活的时间不长……三十多年前，我们从土耳其移民美国，感觉美国就像第二故乡。在中国，遇到这么多有爱的同事与学生，我们似乎到了第三故乡……一路走来，幸运、幸福……"

随后在纽约受训的三年里，我连续参加了这个研讨会，并在我受训的最后一年，在这个研讨会上做了一次主讲，这次演讲吸引了几乎所有在中国教学的来自世界各地的分析家，他们对我呈现的中国病人进行激烈的讨论（美国精神分析年会一年两次，而冬季年会就是一个世界级的大会）。在这次讨论中，大家公认代际创伤是中国病人创伤的主要特点。而沙格曼在本书中提到的马萨诸塞州斯托克布里奇的奥斯汀·里格斯中心（Austen Riggs Center）的同事，对我提供的武汉市心理医院年轻医生的治疗案例深感兴趣，并在征得我同意的前提下，索要了案例报告说是要带回医院与同事分享中国同行的工作经验。

从此，我知道了在精神分析日渐没落的美国，有这样的一些诊疗中心，还保留着每周一到四次的对住院病人的精神分析治疗。甚至在哈佛的附属精神病医院还有对精神分裂症患者的精神分析治疗。我也知道我们中美班著名的 Arlene Richards 老师治疗的一个青春期就被诊断为分裂症的病人，经过她的精神分析治疗，顺利从哥伦比亚大学毕业，尽管还需要少量的药物维持，现在即将从哥大的研究生院毕业。

精神分析不是不好的，而是它太过奢侈，奢侈得只有某些"高贵"的欧洲国家能从医保支付，在美国，这些治疗都是私人付费的。

回过头来看看，沙格曼认为心理医院到底能为病人提供些什么？

关于心理医院的最新理论研究来自马萨诸塞州的奥斯汀·里格斯中心，沙格曼也是其中的参与者（Plakun，2011）。

第一，Cooperman 的一个改良过的观点是个体心理治疗工作在住院式心理治疗中是干预的核心。沙格曼认为将个体动力分析心理治疗纳入抱持性/容器性情境中，这是比 Cooperman 更进一步整合的观点。但沙格曼认为这种理论还未被大众认同，或者说样本量不够。

第二，一种更不多见的理论思路来自在家庭工作的社工们撰写的文章中，这些章节更加明显地说明医院里多元治疗场所的重要性（Tillmam，2011；Krikorian and Fowler，2011；Schwartz，2011；Elmendorf et al.，2011）

沙格曼总结了自己对医院工作的理解：

1.他始终坚持心理医院的所有有效治疗干预——个体治疗、家庭治疗、护理、团体环境和艺术部——都是同样有效且重要的。

2.这些多元治疗水平能够强化相互之间的疗效。

3.对于一些特定的病人，咨询场所至关重要。

4.对大多数病人来说，治疗场所的重要性是变化的。沙格曼在本书中列举各种疗法时有提及。

因此，本书回答了如下几个问题：

1.谁从心理治疗医院获益呢？

根据沙格曼的个人经验，大量来到心理治疗医院的病人是由于长期门诊心理动力治疗或心理分析工作停滞（我补充一句，即长期的足量药物的治疗无效且患者有心理治疗的愿望）；欧内斯特·西美尔（Ernst Simmel）是首家精神分析取向心理医院 Schloss Tegel 的创建者，对这个问题有前瞻性的回答。分析治疗中的每一步都会对生活中其他重要他人的心理状态产生影响，他提出了一个先见性的规则："有时对门诊病人的分析治疗能够成功影响周围人的心理状态。"但沙格曼同时提到在他的经验中，更常见的是（与病人有关的）其他人的"消极治疗效果"。

我认为上述两种结果都是存在的，设想一下，如果"樊胜美"接受治疗，不再被她妈妈利用，她妈妈会是积极的吗？当分析性治疗遭遇一个或一群虐待、控制并利用患者的生命中的重要他人时，治疗会是积极的吗？但我们也看到了更多的能够成功地影响周围人的积极治疗效果。

2.心理治疗医院为何以及如何发挥效用？

心理治疗医院的一个主要功能就是在咨询关系陷入强迫性重复的移情时充当"第三者"，医院中充满了多重关系（Ogden，2004；

Muller，2011）。但是医院的治疗环境，这个"第三者"提供了超越这个重复的可能性：这是一个重复和修复的机会。我认为心理治疗医院环境这个"第三者"有我们通常所说的精神分析师的"第三只眼"的功能。在心理治疗医院的环境中，在咨询双方的关系中，这个"第三者"是这个系统中的另一个个体或小组或督导或治疗合约，这些医院中的设置本身具有反退行的能力。

奥格登的粉丝们认为，"第三者"能补充二元咨询关系中道德、伦理、临床治疗的概念。我认为，这些"第三者"能帮助保持治疗的界限。写到这儿，我不得不说我对当今在中国泛滥的训练不足的咨询师们弄个小房间就自己干，深感不以为然或说深感忧虑。

3.消极治疗反应

很奇怪，虽然病人得到了最好的治疗，但在最初的重要积极反应后变得更糟糕了。在心理医院，这是个常年的困境。这些病人变糟可能正是因为得到了好的治疗和取得了最初的进步。对我们所有分析式治疗师来说，当我们将自己作为一个潜在的新的移情客体时，我们唤醒了对"自体和客体表征脚本"的客体极的竞争嫉妒。当病人尝试在多重治疗关系中接纳我们作为一个新的客体时，过去的内部/人际间客体脚本被唤醒了，这个新的充满爱的客体以大规模重构的方式进入病人的内部/人际生活。

在严重病理学领域，和神经症患者的"重构"不同，他们将面临接受新爱客体加入旧爱客体时产生的深刻且致命的嫉妒。形象地说，这些病人的内部/人际空间是有限的，除非抛弃旧的客体。当分析师试图变为病人生活中的另一个重要他人时，"有人必须得死"的幻想强制出现，唤起了毁灭性的焦虑。毁灭性的焦虑并非只引起内部的恐惧，同时也引发了人际间的焦虑，因此产生了"消极"治疗效应。

沙格曼认为一个新的、足够好的客体的邀请能够帮助病人重复并修复他们的自体和客体表征脚本，我们进入病人心灵内部和人际间的贯注与贯注撤销，不可避免地会引起内外部的嫉妒、竞争以及与旧有内部脚本和病人实际关系间的阻抗。丹尼尔·施瓦茨在著作中论述，这可能会导致病人精神崩溃，在再次治疗真正开始之前，引发即时的消极治疗效应（Schwartz，1990）。

那些与严重人格障碍工作的治疗师们反复不断地与病人一起掉进地狱，再从地狱里爬起，或者被地狱吞噬。

4.心理治疗医院如何干预毁灭性的焦虑？

第一，分析师和病人之间移情的力量，将病人的病史变得鲜活起来，即情景再现。在心理治疗医院，我们更进一步，通过家庭治疗将移情脚本的实际因素带入场景。当这些承载着部分与集合的其他重要他人被带入治疗中，互动中的防御可以得到直接的面质和分析。因此我们提供了一个机会来解决所有相关人员的严重焦虑，不是通过移情的雕塑，而是通过现实的个体。这个过程，同时促进了父母和病人的分离以及病人和父母的分离。

第二，在与母性/父性治疗师（母性治疗师实际性别可为男性或女性，反之亦然）的二元移情关系中，病人能够比他在过去的成长中更有机会尝试不同的内部/人际间解决方式。他被允许甚至被鼓励去发展依恋关系，去探索除了治疗师以外医院中的其他许多可利用的新客体。像这本书里叙述的病人的病史中提到的那样，这些新客体可能是护士、附近的一个朋友等。

第三，患者在医院中的治疗允许纵向、横向和团体移情脚本的同时唤起；前俄狄浦斯期发展出一个坚实的二人关系，然后在俄狄浦斯期发展出应对三人关系、变化的兄弟姐妹和其他重要家人的模式，而后在后俄狄浦斯期、潜伏期、青春期的任务是建立除家人外的人际关系等。因此，很多发展阶段是同步进行的，而不像个体治疗中序列发展的移情。

所有这些使得心理治疗医院成为一个重要的人类治疗生态社会，能够解决我们在个体诊室中不能解决的问题。

我通常认为心理治疗医院起到了温尼科特的过渡性空间的作用，让患者以此作为通向社会生活的桥梁。

5.心理治疗医院的风险

对治疗停滞/恶化的门诊病人来说，心理治疗医院能够带来巨大的益处。但是，就和其他有效的治疗干预一样，心理治疗医院也有它独特的风险。

最重要的一个风险可能就是对病人来说，医院中的支持性因素可能转变为无止境的资源依赖。

不可避免的是工作人员在投射性认同中被感染而出现团体退行的风险。这种工作人员的退行倾向可以轻易将有效治疗转变为攻击和破坏。

最后，就是对心理治疗医院过度的理想化或贬低的风险。我们需要有清晰的认识：心理治疗医院不是治疗精神疾病的主要机构，在中国不是，在当今的世界范围内也不是。心理治疗医院是将治疗停滞的门诊病人推回正轨的地方，是给那些药物无效而又有心理治疗意愿的心理创伤病人、人格障碍病人提供治疗的地方。

而限制病人的退行，鼓励病人与社会接触，工作人员的专业化水平和督导系统永远是应对治疗风险的保障。

沙格曼在这本书里用一个个生动的案例展示了分析或分析性治疗的全过程，其深厚的专业功底（精神分析的、精神病学的）令我印象深刻。沙格曼两次长达十年的个人分析也给了他丰富的滋养，更重要的是沙格曼对人类深刻的怜悯和爱。

最后，致谢以薛飞为代表的翻译这本书的年轻的精神科医生们。

童俊

2019年4月6日，武汉

前 言 ◀◀◀◀

这是一部关于心理治疗的激动人心的书。

本书作者拥有精神分析背景，用通俗流畅的语言记述了一位天资卓越的治疗师遇见一位麻烦缠身的人，并对那人说："请用尽量真实和清晰的语言告诉我有关你的事情，我会尽力理解你在说什么，以及为什么烦恼。我将会慢慢地通过细节告诉你我所看到的、听到的和理解的。要做到这一点，我们将定期见面，每周见一到四次，每次大约50分钟，一直做到需要的时长。咨询过程中我们必须保证安全。你还需要向我支付咨询费。通过我们连续工作展现出的对话、挫折和希望，还有那些你口述的喜怒哀乐，我相信这个过程会对你有帮助。"

这位精神分析师使用的各种精神分析和心理治疗的经验是130多年来人类在这方面的积累，其中包括研究人类行为、成长、冲突和发展等。这些重要的经验和技巧被他用自己的方式内化于心，外化于行。然后，用这些经验技巧武装自己，用看似通俗的语言与病人交流。

正如家长们都知道的，哪个孩子的成长少得了痛苦和纠结，少得了奋斗和爱，少得了怨恨与喜悦，少得了求知和好奇；同样，咨询过程也少不了上述情况。

这位精神分析师会对病人讲述他如何理解他们的痛苦挣扎，也会记住在咨询过程中与病人一同面对痛苦挣扎时自己那部分。他会酌情把自己对此的理解甚至是挣扎与病人交流，因为他认为这样能澄清事实，病人也会觉得有所帮助。

每一位家长在促进孩子健康成长过程中都会不断给予支持，包括物质方面的支持、家庭和陌生人的支持、稳定感的支持，使其居有其所，学有其师，业有所成，衣食无忧，不慌不惧。这些都是人成长的重要因素。

本书中，作者用细节性的描写和简洁的语言讲述了他与病人之间发生的故事。书中记述的心理案例发生在不同的情形中，包括在办公室里带有隐私和小众性质的对话和治疗进程的实例。他讲述了在精神专科医院这样的机构里对话的情形——在一个现代化的、开放的医院，拥有各方面的心理康复专家、医学顾问和药理学顾问等。为了欢迎和鼓励病人、护士和其他治疗团队真诚有效的沟通，医院里营造了良好的风气，以便让全体成员从各个方面支持分析师和病人。上述都是为了保护病人和分析师的安全，同时促进病人的自我认知以及承担病人与分析师、其他员工之间共同的责任。

人在家庭中成长，并与周围人建立亲密关系，这位分析师讲述了他如何尝试去改善这些关系并让病人学会理解和运用这样的关系。在病人的许可下，他试着与病人的家庭交流关于他对病人家庭的理解，包括家庭的历史，习得的行为模式，生而为人的冲突、缺陷、挣扎和世间百味。分析师学会尊重这些家庭中的恐惧、优势和他们的欢乐。

由于治疗和分析，我们获得了上述家庭大量的秘密。但没有一处证明这样的工作、病人的成长不需要这些艰难、痛苦的对话。没有一次对话分析师可以免于陷进病人和自己的情感纠葛中。混杂的情感纠葛可以理解成相爱相杀、悲伤和恐惧等（虽然在分析师和病人之间很难调和），就像任何正在成长中的人在亲密关系中表现出的一样。尽管治疗中也有瑕疵，但在每个分析式治疗的案例中，那个清晰和互助的声音（mutually voiced）成为非常重要的力量，准许长期成长的发生。

我向每位病人及家属、治疗师、精神分析师推荐这本书。它让病人和家属更容易理解精神疾病；它让分析师艰难又激动人心的工作变得清晰易懂；它让病人、家庭成员和治疗师从不同角度学习。本书展现出在一所现代化的精神病医院里的治疗性团体能给病人和治疗师带来什么重要的帮助，也展示了在治疗室约定的时间里发生的隐秘事件和个人挣扎。

丹尼尔·P.施瓦茨, 医学博士（Daniel P. Schwartz, MD）

致　谢 ◀◀◀◀

这本书是我部分学习成果的提炼。

我从分析师、老师、督导师那里学习，也从临床医师们的书本里学习，同样从同行、学生、病人那里学习。在成为技艺精湛的精神分析师的路上，我也从自己身上学习。感谢这些老师们。

还有两个杰出的学习对象不是指某个特定的人。第一个是微观的精神分析关系，无论是在一对一的治疗中还是家庭治疗中。第二个是精神专科医院里独特的人文生态，拥有先进的硬件条件、优良的传统、详尽的规章制度的非凡环境，这些都是我非常重要的学习对象，就像从他人、论文和书籍里学到的一样多。感谢这两位学习对象。

然而，最应该感谢的是我的妻子——艾敏儿（Emel）。她全心全意地支持我对精神分析的不懈追求，同时帮助我梳理我的想法。怀着爱和感激，我将本书献给她。

最后，我想感谢老朋友侯赛因·提格里（Hüseyin Tıgli），他为本书的编辑提供了很多宝贵意见。

致中国读者 ◀◀◀◀

几年前，在纽约举办的美国精神分析会议期间，童俊教授询问我是否有兴趣来中国教精神分析。

真是个惊喜，我欣然接受了她的邀请，这促成一段美好的旅程，我如今依然在品味其中滋味。

我和妻子、同事艾敏儿教授了一群年轻、才华出众、富有激情的临床精神科医生，留下了美好的回忆，还遇见不少优秀的中国同事。虽然我们在这个富强的国家生活的时间不长。

所以，当我教授的学生兼同事薛飞医生提出要翻译本书时，我非常欣喜。如今它已经在你手上。

感谢童教授把我介绍到中国讲学，感谢薛医生和翻译团队的辛劳。

三十多年前，我们从土耳其移民美国，感觉美国就像第二故乡。在中国，遇到这么多有爱的同事与学生，我们似乎到了第三故乡……

一路走来，幸运、幸福……

目 录
Contents

绪 论

"精神疾病"到底意味着什么？

（薛飞 译）

艾哈迈德：无止境探索的起源

20世纪70年代末，我在一家心理治疗医院工作时遇到了艾哈迈德，一个患有严重强迫症的二十岁的大学生。艾哈迈德对他所遇到的每一个男人、女人和孩子都有性幻想，并为对他的祖母、母亲和姐姐的乱伦的性幻想感到痛苦。除了这些可怕的性幻想之外，他还害怕刺伤他的家人，因此他试图远离他们以避免意外。此外，他被无数的强迫症状所折磨，每天多次洗手、开灯、关灯，在地板上来回踱步并不断地重复数到四十。

那时，我是一个年轻的住院医生，充满好奇心并渴望学习。当我逐渐了解他的时候，他私密生活的一个方面引起了我的注意。艾哈迈德有一个不同寻常的自慰仪式：他会在一块旧布手帕里射精，大约一周后，他会把这些手帕交给母亲。他的母亲会将它们洗干净、熨平整，并将它们送回给儿子，并且她很清楚这些手帕是干什么用的。

由于无法共情地理解这些耐人寻味的信息，我想知道在这个家庭中这一系列令人困惑的行为是否有一些动力学上的象征意义。我开始有了一些假设。母亲在病理学中扮演了什么角色？艾哈迈德与母亲的退行关系和强迫性的失代偿之间有因果关系吗？如果没有因果关系，他的母亲通过强化退行会进一步加重他的病情吗？

我正试图对这种不寻常的病理机制形成一种构想，但作为一名有着丰富治疗热情的年轻医生，我也对我们无力帮助他摆脱这种痛苦而感到沮丧。工作人员无助地看着艾哈迈德没完没了的强迫仪式却无能为力，感受到一种包含着同情、愤怒和绝望的痛苦感。

更复杂的是，艾哈迈德会对任何试图干涉他强迫仪式的人发火，他会发誓并威胁要攻击他们。一天下午，当医护人员正试图接近他，并邀请他回医院吃晚饭时，他就开始将医院院子人行道上的鹅卵石扔向他们，医护人员不得不对他进行身体上的约束保护。

毫无疑问，艾哈迈德容易情绪爆发并影响其行为。他被人折磨，同时，也折磨他人。艾哈迈德与母亲的关系象征性地浓缩于手帕的交换过程，他唤起我和其他工作人员内心强烈的反移情的感受，也同样在我的头脑中萌发了一些问题和思考。像我的许多其他病人一样，艾哈迈德作为一个象征，他激起了我关于如何理解精神病理学的好奇心，而不仅仅视作个体的"疾病"来印证当代精神病学的理论，抑或作为"冲突缺陷"来支持当代占主流地位的精神分析理论。

在"人"或"病人"这一重要但狭义的概念之外，一系列其他问题自然地显现出来。即如何将受疾病、冲突或缺陷所影响的人置于鲜活的历史人文环境中来理解？他人在病人的疾病发生、发展和康复过程中扮演着什么样的角色？这些问题和它们的答案又引发了许多新问题，如此循环。这些也成为我长期的兴趣所在。这本书就是我所探寻这些问题和迄今为止找到的答案。

说　明

心理治疗医院的背景

我日复一日地面对病人的困境，精神病学和个体精神分析治疗方面的训练为我理解他们的困境提供了一个坚实的基础。如果我不在医院工作，一些问题依然会让我感到困惑。在心理治疗医院，我遇到了不同寻常的人类精神世界，我相信我有了一些令人满意的答案。

在医院里，当我遇到患者和他的家人并目睹患者的移情过程时，我开始学着把他置于他所处的环境中来看待：一个与他人相联系的人，一个作为群体成员的人。只有能和"你"建立关系，"我"才是存在的，然后，再产生"我们""他们"这样的感受，本书就是关于此的。

我清醒地意识到这些想法仅仅是推测，等待着反驳。正如著名哲学家卡尔·波普尔（Karl Popper, 1963）所深刻描述的那样。然而当我在实践中体会的时候，这些推测却成了我日常精神分析工作相当可靠的指导。

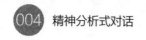

观察, 操作, 教授

医学是所有治疗艺术之母。在医学中有一句格言"边看, 边做, 边教"。而在精神分析治疗中, 我们有大量的实践和传授, 但是在观察方面存在很大的缺失。

大多数的老师和同事并不会讲他们是如何开展工作的。除了一些八卦、段子流传之外, 他们的临床思维就是个谜。个人分析能部分弥补这方面内容, 但不能代替他们直接的临床指导。我们还是抓瞎, 不懂怎么理解病人并通过个案细节来运用所学到的技术解决临床问题。在精神分析的文献中, 这样尴尬的缺失情况依然存在着。就像沃尔肯说的: 一个令人不安的事实是精神分析疗法的文献中, 具有丰富细节和故事性的文献少得可怜 (Volkan, 2014)。

精神分析是最成熟、最自信的心理疗法, 可能也是仅有的一种疗愈的艺术形式, 在这种艺术形式中却有一种矛盾的模式。初学者期待练习精神分析但从未见过它是如何开展的。

这明显是一种严重的教育剥夺, 同时它以一种矛盾的方式阻碍了我们从自己的经验中学习。众所周知, 当我们把它呈现给督导或同事时, 我们会从中得以学习, 或者当我们奋笔疾书既往案例的同时, 也会给予我启迪。

因此, 这些故事的主要目的是教育。我希望我的读者更明白我的工作内容, 使我的同事能够对其进行批判, 并在此过程中, 碰撞出思维的火花。

隐私和教授

当我写这本书的时候，我面临着一个长期的教育难题，即怎么把尘封已久的临床案例生动地呈现出来，同时又保护病人的隐私。为解决这两个问题，我采取了折中方案，融合了很多有相似病理特点、成长历史的病例并将其加以修饰、变化。因此，案例中的人除了"我"以外，其他人都是虚构的。尽管如此，我相信案例呈现了"真实的"治疗过程，如同我感受到的一样。

临床观察和理论

我发现"理论观察"的概念是天真的。我们所有人都通过隐性或显性的理论来看待这个世界（Canestri，2006）。带着这个假设，我试图创建一个循环，我认为有一个初始理论用以解释我看到的现象，然后我试着从我的临床观察角度对这个理论进行批判和提炼，使其尽可能明确，然后从这个新的理论水平回到临床观察。

意识到这些告诫，我的方法是突出经验逼近（experience-near）的临床实践。而临床理论，就像我从他人那里学来的，在我对临床资料的描述中能更好地理解和具体化这些实践经验，它是案例最后部分的中心。

实用整合理论

在我的整个职业生涯中，重要的任务之一就是发展出一种理论，能够实践性地让病理性治疗手段更健康、适用。在这种持续的追寻中，大量的精神分析文献一直是我的好老师。在所有这些阅读和解释中，我试图远离一种折中的或教条的方法。我试图遵循"整合多元主义"的格言（Richards，2003），尽可能地凝聚和整合（这些理论）。

格式

贯穿全书，我保持了"内心的/人际的/组织的"的书写结构。此外，与沃米克·沃尔肯（Vamik Volkan，1984）的"小说"式结构不同，我选择了一个适合我个人风格的"短篇故事"的格式。因此，每一个案例都可以单独阅读和评论。

读者

在阐述自己的观点时，我同样反对一种蒙昧的精英主义和一味缩减的平民主义。我试图以一种对精神分析学家和精神分析训练的治疗师有所帮助的方式来写作，或许也有益于博学的非专业人士。

总结

诚挚地邀请您和我一起回顾过去几十年里我和一些病人的精神分析工作。我从医院的精神分析疗法开始，转向家庭治疗工作，然后进入环境和团队的复杂模式。在此之后又回到办公室，展现一些在我的办公室设置中的个体精神分析治疗、家庭治疗和精神分析的故事。

第一章
心理医院中的精神分析心理治疗

艾尔——盔甲、敞开的心灵和皮肤

（王昊飞 译）

这里，我将通过艾尔的故事聚焦于心理医院治疗中的个人精神分析治疗。

医院里的精神分析心理治疗比我们在私人诊所里进行的治疗要复杂得多。在私人诊所的办公室中，我们仅通过一次50分钟的访谈来开启进入病人世界的窗口，然而在医院里，一方面，通过治疗团队成员间的定期讨论，精神分析师通过护士和其他医院工作人员的观察，可以直接了解病人大量的生活片段。另一方面，在共同生活的"治疗社区"的屋檐下，病人们有更多的关于他们治疗师的信息，他们知道他们的治疗师还有其他的病人，并发展出强烈的、矛盾的治疗中的同胞关系。

在心理治疗医院中，病人们在医院退行性的环境中发展出多样的移情关系，同时在个人精神分析治疗的二元空间中也发展出替代性的 / 多样的移情关系，因此，在治疗师之间有一种微妙但有力的竞争，与医院工作小组成员和病人之间发展出的独特关系相比，个人精神分析的二元性工作面临着理想化和贬低化。

治疗师和病人都有多重角色：作为治疗小组的成员，作为同一个社区的一分子，作为家庭治疗中共同工作的合作者，他们一起创造了以不同方式相互连接的治疗联盟。

不同小组的成员是不同程度的退行的潜在诱因（Kernberg，1973）。退行是一种不可避免的现象（Blum，1994），也是信息和学习的源泉，与此同时，在治疗的掩盖下，也为破坏和惩罚创造了潜在可能性。总而言之，正如丹尼尔·施瓦茨（Daniel Schwartz，1986）所说的那样，作为一名在医院工作的精神分析师，需要对分析立场进行实质性的改变，这种改变甚至可能被认为是一种不可能的艺术（Bell，1997）。

考虑到这些复杂的因素，让我们把注意力转向艾尔。

艾尔是一名大学毕业生，入院时三十岁出头，是一对富有的夫妇的独生子。他在多年的认真工作后失去了动力，由此开始接受长程精神分析治疗。

艾尔的母亲的家族是19世纪后期在北美定居的移民。艾尔的曾祖父是一位富有的商人，也是一位杰出的社会人物。他的儿子也就是艾尔的外公，继承了家族生意，但由于经济大萧条，几乎失去了所有的财产。除此以外，还有传言称艾尔的外公搞传销，并且有婚外情。艾尔的母亲在相对温和的环境中长大，对父亲给家庭所造成的经济和道德上的损失深感羞愧。此外，除了失去家庭的巨额财富外，艾尔的外公在艾尔母亲的记忆中，是一个容易发怒的人，并且有一些界限的问题，比如他会穿着内衣在屋子里走来走去。由于父母不会关上房门，艾尔的母亲会听到他们晚上做爱的声音。艾尔的外婆也是一个凄惨的人，在接受了脑部良性肿瘤手术后，50多岁时又患上了阿尔茨海默病，而艾尔的母亲则在她去世前几十年一直照顾她。在家庭中，艾尔的母亲被认为是一个好女孩，年轻时没有引起任何麻烦，后来成为一家国际公司杰出的律师。她的弟弟却不那么光彩，大学辍学，在他刚成年的时候就有严重的经济困难。艾尔的家人在他成年后的大部分时间里都得照顾他。

艾尔的父亲家族的历史相当稀少。艾尔的爷爷常常被描述为一个"大傻瓜"，他的家族拥有一个大型农场，而他就是这个家族中容易受骗却又勤奋的儿子。他娶了一个邻家农户的女儿，而艾尔的父亲是他们唯一的孩子。尽管艾尔的父亲像爷爷一样在社交方面很笨拙，但他在学业上很有天赋，他上了一所顶尖大学，毕业后回家接管了大型农场的经营。他运气好，工作努力，并有良好的商业头脑，把农场经营成了当地一家大企业。

艾尔的父亲和母亲都有着戏剧性的家族历史，并由此在家中感觉有些不适应，但他们在聚会上认识了对方后，都觉得自己找到了心灵伴侣，约会后几个月就结婚了。艾尔的母亲在孕期由于严重的、威胁生命的并发症而流产，失去了她第一个也是唯一的孩子，然后这对年轻夫妇从邻近的一个贫困家庭收养了艾尔。

当艾尔蹒跚学步的时候，他的母亲发现了儿子的一些独特之处，他在语言方面比较早熟，一岁的时候就能说完整的句子，但同时在他母亲的眼里，他的运动能力发展得有些让人尴尬。与同龄人相比，他显得笨拙而不协调。基于这种看法，艾尔的母亲把她对儿子的兴趣集中在弥补这些缺陷上，她实施了一系列自创的康复计划。通过和他玩一些球类游戏，她希望艾尔有更好的协调能力，在她看来，对艾尔的这种干预取得了良好的效果。几年后，她对艾尔的神经系统发育的焦虑消失了。他被修复了。

上幼儿园像是一场噩梦。当艾尔的父母试图把他留在附近的精英幼儿园时，他很不适应。经历无望的挣扎后，父母顺从他的愿望，把他带回家，留下一人陪在他身边。为了解决这一僵局，父母邀请另一个移民家庭进入他们的大房子里，这个家庭的父母负责照料家务，两个幼小的儿子成为艾尔的伙伴。这对都需要工作的父母来说非常有帮助，艾尔在家里也有两个同伴，这是一个类似于幼儿园的世界。通常情况下，学龄前儿童会在外面发现这个新世界，而艾尔的父母把这个新世界的样板带到了他们的大房子里。他再一次被修复了。

当艾尔开始上小学的时候，这个移民家庭离开了这所大房子以便他们的孩子上学。对艾尔来说，这是一个痛苦的丧失，他通过这个收养的家庭，部分地治愈了他父母早年的失败，并帮助他顺利地度过了好几年。令他的父母感到惊喜的是，他的小学时代相当风平浪静。艾尔的父母也觉得他们作为父母做得很好。虽然艾尔有点害羞和内向，但总体上被认为是他班上最聪明、最有前途的孩子。

当艾尔在青春期来临时，他开始竭力挣扎。他无法满足其青春期的人际需求——例如，在性萌发阶段区分女孩和男孩之间的友谊；

小团体的归属感；同伴之间的欣赏、嫉妒和竞争。艾尔变得越来越偏离同龄人的发展道路。他以一种令人困惑的方式对待他的同学——从一个善良的、无性的、无攻击性的青春期前的男孩，被认为是一个善良却有点孤僻的人，变成了一个自以为是、挖苦和贬低他人的人。一个年轻男孩的性萌发、身体和心理的攻击性、新的人际关系世界的变迁，都犹如潮水般彻底淹没了他的心灵，他开始在学业上挣扎。这对他的自尊是一个沉重的打击，他最值得骄傲的核心被击垮了——他已经不再是班上的第一名。

他在家庭中也迷失了方向。用他自己的话来说，一方面，他是母亲"最好的朋友"，了解她生活中最隐私的一面。另一方面，他与父亲的关系却陷入了一种敌对的僵局。艾尔的母亲是一家跨国公司的律师，常常在国内外出差，这种生活方式使她在严重的婚姻问题中获得了一些空间，但同时也把艾尔和他父亲单独放在一起，这又加深了父子二人的敌对状态。艾尔变成了与他幼年时相反的样子，难以管理，充满敌意，几乎为每件事情都争论不休。他的父亲是一位杰出的商人，整日工作后回到家中仍试图满足艾尔无尽的需求。他对婚姻非常不满，并总是与艾尔谈论这些。有传言说，艾尔父母双方都有婚外情。艾尔的家庭不断崩塌，他也处在父母之间的严重冲突中。

在艾尔十几岁的时候，他的舅舅出现在他的生活中。舅舅从大学退学，做生意投资失败后就进入了这个家庭，变成了一个老大哥的角色。小舅子的出现让艾尔的父亲松了一口气，因为他是一个可以帮助解决艾尔不断增长的敌意的人。对艾尔来说，这一安排与他年幼时的情况类似，他的同龄人被带到家庭中。在他十几岁的时候，父母又为他提供了一个好友一样的男性角色。这个需要去外面寻找的世界又被带入家庭中。他又一次被修复了。

舅舅和艾尔的关系很特别，他们深深地享受着彼此的陪伴。艾尔的舅舅在财务状况好转后就离开了艾尔的家，但他们的联系并没有消失。他们像兄弟一样，艾尔常常会待在他舅舅的家里很长一段时间。

这样缺乏传统、自豪感和凝聚力的家庭，对于青少年来说是一个尴尬的"似是而非"的成长环境，艾尔努力从高中毕业后就决定休息几年。他花了很多时间和他任性的舅舅混在一起，和一些网上认识的内向的朋友玩电子游戏。他特别擅长打鼓并应邀加入了高中的乐队，他和乐队一起练习了几个月后，随着与别人的相处越来越难，他就放弃了。一年后，他觉得无聊，于是决定去当地一所大学读书。这些日子甚至比他的青春期更令人烦恼，他不能参加学校的任何团体，而且变得越来越孤立。他花了很多时间待在他关系破碎的父母家中，尽管他的才智过人，但也只能勉强毕业。

毕业后，艾尔试图在一家销售公司工作，但几个月后就被解雇了。他去读研究生，希望自己这个天才的书呆子在学术界会有所成就，但一年后就被学校开除了。这些现实环境中的人际关系使艾尔深感焦虑，他的大脑也就此停止了工作。

在25岁左右的时候，艾尔感到茫然无措。不管是以个体身份还是以团体成员身份，艾尔尝试在家庭以外建立关系都失败了。他找不到工作，无法继续学业，尽管深深地渴望友情和亲密关系，但他没有一个朋友，无法和任何人约会。艾尔最终痛苦地承认，他也许有严重的问题。他断绝了与父母的关系，搬到另一个省，找到一份志愿者工作，并开始了精神分析治疗。

一段时间以后，他的精神分析治疗被证明是有益的。他感到不那么沮丧，交了一些新的朋友，并有了些短暂的联系，这对艾尔来说似乎是很有意义的。他在工作场合感到更自在，正考虑回到学校攻读硕士研究生学位。

在艾尔精神分析治疗的第三年，他和他的分析师都不清楚是什么原因让他丧失了代偿的功能。他辞掉了工作，除了参加每周五次的精神分析治疗外，退行到了一个无法正常生活的水平。他待在家里，玩一些网络扑克比赛，由于他的聪明才智赚了不少钱，他还重复地读一些喜爱的小说，吃快餐，思考着如何自杀。他的精神分析师试图通过调整药物治疗方案和短期住院治疗来干预他可怕的负面治疗反应。所有这些干预措施在短时间内都是有帮助的，但后来治疗又失去了方向。最终，艾尔被转诊到了一个长程的心理治疗医院，在这里他成了我的病人。

艾尔在医院

在我们的第一次治疗中，艾尔说他知道这家医院是最好的医院之一，但是我们引以为豪的"自愿，开放"（Schwartz, 1983）的医院宗旨只是一种假象！病人自愿来这里的想法，以及我们是一个开放的系统的理念都是一种错觉。在他看来，我们的医院和他以前几次非自愿住院的医院并没有太大的不同。

　　我很惊讶于这样的开场白，这使我想起了一位最近访问过我们医院的俄罗斯同事。她对俄罗斯开放和封闭的精神病院系统相当了解，并曾发表过类似的评论，说我们的系统可能不像我们想象的那样开放。就像我的俄罗斯同事，艾尔告诉我，我们可能会在没有锁的医院里被困住，同样，在一个有着善意意图的系统中，某种程度上被困住的情形也是容易被理解的。艾尔的生活史是这个悖论的绝佳案例，他有一个"开放"的童年，没有任何明显的创伤或障碍，家庭没有对他的性、情感或身体进行惩罚或伤害，因此，他为什么会感觉"搞砸了"，觉得自己和家人陷入了麻烦，这是一个谜。在我们的工作中，我们会多次遭遇这个有趣的困惑。

　　在这哲学般的开场白之后，艾尔开始为自己描绘一幅黯淡的图景，这是我接下来几个月内重复听到的内容：他毫无认同感，内在充满了空虚感，更糟的是在三十多年里没有取得任何成就。他甚至不如西奥多·卡希斯基（Theodore Kaczynski）那样的大恶人，至少还在破坏中造成了一些影响。艾尔很啰唆，如果我没有插入几个问题，他就会用这种单调的讲述占据整个治疗时间。

　　在我们第一次会面的最后，艾尔站起来正要离开办公室的时候，他问我是否有病人自杀了。这是一个青少年耍诡计的典型时刻，并给我带来了一系列的幻想。在我两个儿子十几岁的时候，当我们在走廊里遇见或者正要一起外出的时候，他们会习惯性地快速询问一些问题。这些问题都是我所认为的关于买东西或和朋友一起去看电影的小问题，不假思索，我就会说"当然"，然后后悔同意了这些错误的请求，因为他们在一分钟前向我的妻子提出了同样的问题，她已经说"不"。我在医院工作期间，曾多次陷入类似的窘境，说过许多使我后悔的话。这些大都发生在类似的情况下，就是我回答了某个人经过时所提出的问题。现在，艾尔给我带来了这种似曾相识感。我快速决定，并告诉他我们需要进一步讨论这个问题，但也承认我有一些病人自杀了。我不想显得太自大。

第二次治疗

第二天，我坐在办公室里，等待着我们的第二次会面，似乎我们有一个普通的第一次会面，并在当时相互介绍过彼此。我注意到他在我的办公室外走来走去，表现得他像在检查那幢大楼，并且不能穿过这道门。在这个不同寻常的场景中，我有短暂的幻想，那就是他就像在我的办公室上空翱翔的那只食肉的鸟。我犹豫了一下，跟着我的直觉，打开了门，说："我在这里。"他走了进来。

在漫长而清晰的自言自语中，艾尔开始谈论医院里有魅力的女病人，以及他所缺乏的一种核心的自我意识。他说，即使像鲍比·费舍尔（Bobby Fischer）[1]这样一个天才怪咖也比他活得更好。某种无法解释的原因让我注意到，艾尔在一天之内就从邪恶的卡希斯基转变为善意的怪咖费舍尔。我想也许是他注意到他并没有在我心中唤起一种深深的恐惧，所以他就把这些图景描述得柔和起来。关于这些戏剧性的变化也只是我的猜测。他说，他所受的良好教育和积蓄

---

[1]　美国怪咖棋王，其一生充满传奇和争议。——编者注

可以维持他的余生，但除此之外什么也没有。他的生活充满了痛苦的空虚感。

为了探索他对之前治疗的反应，我问他对于与先前医院里的治疗师一起工作有什么想法。艾尔回想起他给上一位心理治疗师带来的负担，这位心理治疗师给他提供了多年有益的工作。他觉得自己是一个无可救药的病人，经过这么多年的精神分析工作，现在他又被送进了我们医院。他很累，因为他的父母他才在这里，他想自杀。在治疗中，这是一个意想不到的早期的强烈的瞬间。我没有意识到我们两人之间的动力，以及它的历史根源。尽管如此，我知道我必须要说些什么，开始我的正面进攻。我决定顺其自然地反驳，也许他想知道我和医院是否在夸大其词，我们是否可以拯救他。艾尔说他对这个非常感兴趣。

从一开始，艾尔就引发了我强烈的情感，对这个有趣的新病人的好奇心使我想告诉他，他可以得到帮助。他还用一种令我困惑的方式唤起我的厌恶感，他把从指尖剥掉的皮屑扔进他手里的空咖啡杯里。某种程度上我又对他处理他皮屑的方式感到高兴，同时我在想他甚至没有把脏东西留在我的办公室里。我对这个身体/口头表达的隐喻意义有了一些初步的想法，他是在告诉我，他是如此肮脏和有毒，不应该把他的皮屑扔在我办公室的地板上，或是告诉我他的皮屑是无价的，不能放在这里？或许两者都是。

我咽了下口水，就像我每天要做无数次的无意识的事情——比如呼吸、咳嗽或打喷嚏那些日常的事。他立刻停下来问我是否有话要说。我注意到这个显著的自相矛盾的点，那就是艾尔的冷漠的外表下对他人内在的、深刻的警觉性。我对这个病人的前景感到兴奋。我想艾尔是一个有趣的并能引起共鸣的病人，他会让我努力工作，认真思考。

当我意识到这一点的时候，我开始担心起这个理想的"好"病人。多年来，我多次重复地观察到我对治疗过度的兴奋感通常是不良预后的迹象。我从来没有完全理解这一现象，但我想知道它是否是一种被病人忽视或遗弃的标志，或者仅仅是因为它成为一个伟大的项目的时候，人在兴奋中迷失了，或许它指向我那些被激起的投射的病灶。

我们停滞了

这些强烈的、早期的、言语和非言语的移情-反移情在短短几周内就停止了，而艾尔则陷入了一种非连续的状态，在接下来的几个月里，其表现千变万化。他把治疗时间用在独白上，大量引用西方文学经典（如荷马、莎士比亚的作品）或《圣经》，并在我的办公室里走来走去。我对他能逐字背诵文字的能力和口才感到惊讶，但我们之间没有任何对话的迹象。他在舞台上为我或者为他自己表演。当他不再独白的时候，他会睡整整一个小时。在此之间我们有一些普通的心理治疗对话，但最初让我兴奋不已的强烈情感消失了。

当我们在办公室里经历这些戏剧和睡眠不断循环的时候，在更大的、更包容的同时又有限制的医院的世界里，艾尔避免和他人接触，要么独自在房间里，要么独自在他的日常乘坐的长途汽车中。他不断地反复思考着他没有完成的事情，以及他和他的父母如何成为他不满意生活的根源。一旦他醒来，这些重复的、沉思的主题和想法就会涌上他的心头，他会整天聆听内心中这些残破的声音。

作为一名治疗师，我觉察到自己相对安静和耐心的个性。年轻时，我的父母常常需要关注一些患有慢性疾病的家庭成员，所以我习惯了被忽视。因此，在我们工作的早期阶段，我容忍了艾尔的这种不专心和相对的缺席。但慢慢地，当我听着他的独白或看着他睡觉的时候，我越来越意识到他的模式，我开始注意到我的经历与现在的情形的不同之处。年轻的时候，我的父母因为他们的情况而忽略了我，然而，在我对艾尔的反移情反应中，我意识到艾尔对我的"忽视"含有主动攻击的成分。

第二次治疗时，他极其勉强地来到我的办公室，并继续他的独白，我开始意识到这不仅由于他是一个有焦虑恐惧的人，而且他想通过这种方式把我变成治疗室内的一个旁观者或者是一个无生命的物体，意欲把我置于治疗室之外。我有一个想象的画面，艾尔像是一个隐士——一个孤独的人，像极了一个具有凶猛攻击性的孤独的捕食动物。

第二次治疗前的那些戏剧性的表现就是我们接下来的工作的概况，他在我的办公室里周旋。

让我们只是聊聊

在治疗开始的几个月里，部分基于这些不同寻常的治疗经历，或者说是某种直觉，我形成了一种治疗性的假设和策略，这将允许艾尔容忍我，使我作为能同时存在于同一个房间里的另一个人，就像我们新收养的动物渐渐习惯我们的日常生活一样。在这个案例中，我甚至有一个幻想，那就是我对他那无人居住的世界同样狂热。

因此，我改变了我的立场，从不自然的、非对称的精神分析式的"自由联想和均匀悬浮注意"到自然的、普通的一周四次，每次50分钟的两人相聚上，试着在不太害怕对方的情况下进行谈话。我缩小了作为治疗师的兴趣，扩大了作为普通人的兴趣，倾听并诉说。

对治疗师来说，从分析性的不对称的立场的转变是不容易的，并且我很清楚，有时这也可能是相当危险的。我目睹了一些亲近的同事与他们的病人发生严重违反界限的事情，当他们想要对他们的病人更有帮助的时候，就改变了一般的不对称分析的治疗框架。但我希望我能控制住它。

在我曾阅读的书籍和文献中，我发现其他一些分析师也支持这样的观点，如雅各布·阿洛（Jacob Arlow，2002）写的关于将分析视为一个会谈，或者海茵茨·科胡特在督导中建议Paul Ornstein可以坦然面对关系的自发性（Ornstein，2008）。安娜·弗洛伊德（Anna Freud）在治疗中与Arthur Couch的互动（Couch，2002）让他感到很舒适（当阅读到这些时，我也是如此），值得注意的是安娜·弗洛伊德在治疗中的日常式的对话比她在治疗外的谈话更自由，治疗外她与病人有一种尊敬的、正式的距离，这听起来像是一个悖论。

渐渐地，艾尔对精神分析的不对称性、不自然的倾听变得更加宽容（Arlow，1995）。我将非分析性的、普通的谈话时间压缩到更短。在我们多年的工作过程中，艾尔会在切换到这种模式时预先警告我说："作为一个男人，我将向你提出一个问题……"然后他会提出一个问题，就像我是他的一个老朋友。偶尔我也会做类似的事情，说"这不是一个治疗师的评论，只是一个来自老家伙的看法"，然后发表我的评论。

向外部世界发展的初次尝试

当艾尔在我们治疗关系的发展中建立起防御和保护墙的时候，他也试图进一步与社区的其他成员建立联系，就好像他没有能力既成为家庭的一员（如：他与我的二元关系），同时也和他的同伴保持关系。从一开始，艾尔在各种具有明确的任务和时间框架的临床小组中感到非常舒适，另一方面，在非结构化的设置中，他就恐惧不安。比如友好地与小组以外的人进行简短的交谈，这样平常的方式对于艾尔来说就像是一项不可能完成的任务，因此他努力在小组治疗以外与同伴进行深入和广泛的交谈。这是一项艰巨的任务。多年来，他一直生活在与世隔绝的环境中，因此不得不尝试着这样做。在早年的生活中，他没有在外部世界找到同伴环境，而是这样的环境被带到他那里。

他逐渐在我们的关系中感到更加地稳定，并冒险走入了社区的环境。他注意到社区里的小群体，并试图弄明白是什么会让一个人成为其中的一部分，去直面他和他的家人都极力避免的那种一般青少年的动力。艾尔在没有罗盘和指引者的情况下航行。有一次，他试图去理解厌食症患者：为何他们尝试节食却导致晕倒，最终需要短期住院治疗。

与他人接触，与他们成为朋友，形成一种群体认同感，这些对他之前避开的任务的努力尝试使艾尔精疲力尽。在探索令人疲倦的初涉人类关系的丛林后，艾尔会待在他的房间里，阅读他最喜欢的书，然后再重复看一些电影。这些熟悉的、消极的、重复的活动会让他有一种放松的感觉。或者，他会恢复他的老习惯，独自乘坐长途汽车，独自待在当地的旅馆里，并且从医院中紧密的人际关系中短暂地离开。

破壳而出的初次尝试

治疗进行了大约6个月后，艾尔变得更能容忍与其他病人的接触，而且只需要更少的时间恢复社交，并开始和一个女病人调情。这种行为在医院的工作人员中引起了轰动，这与医院里的原则不一致。然而，艾尔好像并不明白他的行为的潜在含义，继续追求这位年轻女子，并对同伴们发出的警告置之不理。他试图摆脱他那无处不在的孤立状态。他可能是在遵循与母亲之间关于性的无界限的关系——这也是他唯一能从她那里得到的模式。

作为个人精神分析治疗师，他触及到我内在冲突的部分。在我十几岁的时候，我被视为"成熟"的拘谨的青少年。我有一个好男孩的形象，没有给家庭带来任何问题。我那个时代在土耳其最糟糕的青少年的"不良行为"是吸烟，我都避而远之。对我来说，这是一个非常矛盾的地方，我很想变得更顽皮一些，但同时，也因别人对我的评价而感到骄傲。

基于此，尽管我对他的行为有些担心，但我还是部分地认同艾尔，并将他的努力视作青少年发展中的抗争，只要他没有陷入一种亲密的性关系，那么对艾尔来说可能就有用。我表现出来的可能就是所谓的"和谐的反移情"（Heinrich Racker，1968）。

后来有谣言开始散播说他们确实是有性关系的。在医院的环境中，对于医疗人员来说这是一个为艾尔制订治疗计划的至关重要的时刻。我的一些同事越来越担心，并要求我考虑是否是置换的移情，我不得不尽量去解释。最后，我并没有抛弃它作为一种潜在的假设，我也在思考这种情况的出现是否很可能与我和艾尔的关系无关，他在环境中发展出多重的移情（Gabbard，2000），并不断地进行他的青春期任务，他的行为与治疗性的二元关系有一些若有若无的联系。

然而，这种对我来说有点冒险但又适当的捣蛋，开始让我觉得这对医院这样的更大的社区来说是一种无法忍受的违反界限，艾尔和他的女朋友成了这里的主要话题。同伴们严厉质问他们性"匹配"的不适宜性。艾尔和他的女朋友坚决否认了这些指责。但是这位女友，因为一种深深的羞愧和愤怒，立即出院了。艾尔崩溃了，并有了自杀式的举动，服用了一些非处方药物，当晚在当地的一个急诊病房接受了治疗。

回家

入院9个月以后，艾尔感到心灰意冷，他希望与以往自己有所不同的那些所有的更具社会化的尝试都失败了，他认为自己比他第一次来这里时更加孤立。他恢复了原来在医院外待很长时间的模式。他自己开车到几千里以外，以此来安慰自己，就像他十几岁时，他父亲经常做的那样。他不再和他的同伴交谈，从群体中消失了。他感到困惑，不明白他如何违反了界限并引起了如此强烈的反应。在我看来，艾尔显然已经违反了一些界限，但这家医院正以一种群体退行性方式进行报复。

在艾尔精神分裂的大脑里，他常常幻想上吊自杀或者爆头。但他在艺术治疗部门的朋友的帮助下不断设法控制自己，在那里他会花上无数的时间来做陶器，和他的艺术指导老师沟通。这是一种重复的、抚慰人心的活动，他会停止不断自我批判的想法，并找到一些安宁。他对我越来越多的依恋和高强度的家庭工作也帮助了他，而护理人员也没有忽视他。如果父母试图接近艾尔时，他会将自己孤立起来并把他们推开，他们就不会去打扰他。与此立场相反，护理人员会不断地邀请他回到团体的环境中来继续"打扰"他。当他们接近他时，也在容忍他的愤怒。护理的工作提供一个容纳的功能，代谢他的愤怒和分离，并以可消化的方式将其归还给他（Bion，1962）。

几周后，业已消失殆尽的能量全力回归到分析的二元空间。这使我想起那些可爱的土耳其谚语：他"固执得像头骡子"似的，和他的父亲、母亲，以及我进行了激烈的斗争，而与此同时，他在与同伴的关系中显得"温顺而无辜",给人的印象是他是一个很好的孩子。在他的家庭和同伴关系的微观世界里,从来没有一个稳定而连续的印象。这是两种不同的、相互矛盾的群体移情的组合——对他的家庭是消极的,而对其他群体则是积极的。

第一个移情的梦

在心理治疗的最后阶段,艾尔报告了他的第一个移情的梦。他在家乡的湖边,他是一个看起来像机器人样的奇怪群体中的一员。这群人有一个指挥官,他们没有感情或性,只有如机器人般的关系。他们进了一部电梯,把这些机器人似的人物带到湖底,然后他们来到湖的另一边,在那里艾尔发现自己在医院里。一到医院里,场景就发生了变化。他的腿上有一个年轻的女同伴,他们想要做爱,但是有另一个男人在她的头顶。艾尔对这个男人干扰他们性行为的事情感到愤怒。

我对这个详尽的梦非常着迷,并认为这是对我们工作中已经发生的事情以及将要发生的事情的精彩描述。在接下来的治疗中,我告诉他这是一个非常有趣的梦。我听到的是一个关于他在机器人和性之间游移的主题,以及他与父亲和母亲摇摆不定的关系。也许这是我们未来工作中将要发生的事情的一个缩影。我说,这确实是一个真正有创意的剧本,并要求艾尔对梦境进行联想。

他对我的回答深感失望,拒绝遵从我的邀请对梦中的元素进行联想。他认为这是一个对精神分析探索具有重大意义的梦,而他却得到了我的一个浅薄的回应。对他来说，这个梦是一个"啊哈"时刻的高潮，我错失了这个机会。他怒气冲冲地离开了治疗室。

在我的脑海里，我想起了他以前的一位分析师，他为了得到"啊哈"般的恍然大悟的启示曾要求他暴露一些性幻想。这种方法导致艾尔以为，在发现和理解心灵的高潮时刻问题就可以解决。我没有给艾尔提供这些。我感到挫败和泄气，并继续做着这个平淡的，有时很无聊的分析，像在治疗室的日常生活一样。

负性移情

渐渐地在二元空间中，艾尔对他在这个昂贵的医院里的治疗非常不满。他贬低我的知识和技巧，嘲笑我的口音、体格，有时还会威胁说他要毁掉我的办公室。这是一个重大的变化，他以一种日益加剧的负性情感方式来对待我。尽管我对他接二连三的攻击感到沮丧和愤怒，但仍然能够保持镇静。我的立场是我应当对这个负性移情秉持一种"中立"和"容纳"的态度。与此同时，我的同事们开始担心从我办公室里传出的呐喊和尖叫声。

艾尔习惯于长时间开车，有时在附近的酒店住上几天，以缓解自己在高强度的治疗后的紧张。在这个长期的危机过程中，在一次自我安慰式的驾车过程后，他消失了好几天，之后我们从当地一家医院听说他过度用药，并在他们的重症监护室接受治疗，以监测潜在的肝功能衰竭。好转后他被转移到当地的精神病院，接受了几周的住院治疗。我们都松了一口气，因为他活了下来，但这一行为对医院产生了巨大的影响，不像他的第一次过量用药，这次被视为一次严重的自杀企图。在治疗大约一年之后，到了医院中同行评估我工作的时候。在接下来的几个星期，艾尔和我们的工作是医院的一个主要议题，从常规的团队会议、普通的员工会议，到小道消息和走廊讨论。

这感觉就像我、艾尔以及我们的工作受到了严格的审查，我们被羞耻地暴露出来。长期以来，我被公认为一个有能力与困难的病人合作的临床医生，我和艾尔的工作也证明了这一点。我的同事们说，我可能没有正确地处理"攻击"。与此同时，源于医院社区和艾尔的家庭的巨大压力，他们讨论关于如何进行治疗，艾尔是不是应该更换治疗师或者应该咨询一下其他"可信"的精神科医生。我感受到了攻击、恐惧、愤怒、羞耻、报复和挫败。这是一场痛苦而完美的移情–反移情风暴。

随着时间的推移，工作人员、医院和我自己的"批评"也有所缓和。如此这般，医院以一种平行的方式为病人提供了一个环境，它可能会对我产生潜在的批评，或者发挥着"第三方"的功能，让我自然且必然地在退行的咨询关系中迷失方向（Muller，2011）。

在他再次入院治疗之后，在自我分析和来自我的同行和医院的批评和帮助下，我变得更有意识、更坦然地去解释艾尔野蛮的、愤怒的方面。反过来，他感到他有能力唤起我对他的反应/影响，因而他的能力/潜能得到了肯定。他告诉我，他没有意识到他有能力用粗俗的方式来影响我："对我来说，你就像一个十拳也打不出一个屁的人。"

艾尔回来后，伴随着持续的负性移情，他以一种矛盾而又出乎意料的方式，开始对我表现出更多的情感。他表现出对自己的攻击和所造成的伤害感到懊悔，而且以某些微妙的方式表现出他似乎是在试图修复伤害。

一年多的时间，我们最终在这生动治疗的空间中联结在一起。我很惊讶地发现，当我注意到他的茧时，我却没有注意到自己的茧。我们曾多次敲过对方的门，叫对方出来，反复要求进去。最终我们听说他企图自杀，他将语言付诸行动，我们才彼此相遇。我们都苏醒过来，并准备好和对方谈一谈。

我和你——"垃圾清单"

我度假归来，当艾尔走向他的椅子时，他说他很想念我。很自然地，我告诉他，我也想念他，艾尔表示很惊讶，我也是如此。他说，我们曾说的是他要杀了我的一个原因，很快话题就转换到最近发生的一件深深地触动了他的事上。前一天，他在日记中写了很多东西，感到自己的行文优美。他写到关于认识的主题："成为人类的唯一方式就是承认他人，并被他人承认。"

他决定向一些病人公开这些文字。他告诉我，当他向他的病友们读起这篇文章时，他不停地落泪。当他向我读起他那优美的叙述时，他泪流满面，我也是。

在这个感人的时刻后，艾尔告诉我，他对我很生气，因为他认为我在我们每周的家庭治疗中太消极了，他觉得我把他丢给他的父母，让他独自去战斗。

与几年前相比,这显然是一个不同的层面。其他人和我变成了令人愉快的或痛苦的人。

艾尔努力以一种特殊的方式与周遭的环境、我、他的父母以及社区中的同伴更加舒适地相处,这是一个吸纳和排出的过程。他创造了"垃圾清单"这个词,这是一个恰到好处的总结。"垃圾清单"是一份人员名单,包括那些他不会在意的病人和工作人员。艾尔似乎对周围的每个人都视而不见,事实上他对每个人都保持着警惕,注意他们细小的动作、表述、语调的变化、潜台词等,我们的第一次治疗就证明了这一点。在"垃圾清单"中,他试图在对周围人的无限警惕中建立一些界限,并试图创造具有"归属感"的社交小环境。

在治疗中,他试图将自己与同伴区分开来。他开玩笑地谈论着小便、吐痰、放屁等各种躯体幻想。最近加倍的卧推锻炼后,他感觉很有力量。他会向我展示他的肱二头肌和肱三头肌。我倾听他的幻想,并共情地回味这些美妙的少年期孩童顽劣般的快乐,以及青春期的浮夸。他指出我对他的治疗的沉默态度,以及我难以掩饰地对他那孩童般快乐的享受。我们试图将我的反应与他父亲的缺席和他母亲的干涉区分开来。我们注意到他被遗弃、忽视、虐待的方面,也意识到他的父母把他放在了王座上,他是这个家庭加冕的王子。关于艾尔和他的家人的叙述变得越来越复杂。

当我听到医院员工说他外出活动时,我感到非常惊讶。艾尔已经加入了当地的高尔夫俱乐部,还作为鼓手加入了一个小乐队。他高中时是一个极好的鼓手,现在又重新做起了青春期时擅长的事。

他不愿意与医院员工和我分享这些进展，因为他认为这些都是进步的标志，而艾尔担心作为他的分析师的我，会对这种发展感到兴奋。过去，他的父亲在听到这样的消息时很激动，这将导致艾尔对他所做的事情失去兴趣，他不知道他的成就是属于他还是他的父亲，因此他就这样秘密地进行着。

我告诉他，我理解他为何如此。我当时正在考虑治疗师的"兴奋"，这是我对其他许多病人也都很熟悉的现象，并回想起来，在他入院接受治疗的最初几周这种兴奋就相对较早地出现了。

面谈

在两个病人治疗间隙，我正在检查我的演讲笔记，我没有注意到艾尔站在我办公室门口的台阶上。他用一种嬉笑和讽刺的口吻说："你应该在想我才对。"我从全神贯注中缓过神来，他的话令人恼火，但同时又有爱和温暖。

艾尔再次抱怨说，在最近的家庭治疗中，我对他的态度有些冷淡。他希望我加入攻击他父母的行列，并公开谈论他的父母有多麻烦：在富有成效的治疗中，他的父母会互相倾听，共同针对不同主题来展开讨论，创建一个家庭故事，他开始尖酸地攻击他们，我不得不进行干预和阻止。尽管在家庭治疗中我和联合分析师进行了相当多的反思和分析，但我仍然对为什么他最近如此恶意地攻击他的父母感到茫然。这种感觉毫无根据，也出乎意料。

我指出他对他的家人的傲慢和居高临下，说他对他们的施虐就像他对他自己和其他人，也包括我一样。艾尔说，他的愤怒和施虐相对于他的脆弱是次要的。我告诉他，我认为这恰恰是主要的，他是一个真正的施虐、浮夸、傲慢的人，同时他也恐惧人际关系和爱。艾尔咧嘴笑了笑说，他从来没想过，施虐狂是一个很有趣的想法。他真喜欢它！

自慰的幻想

　　几个月前，艾尔讲述了一个反复出现的自慰幻想：他正在做爱，在性高潮的时候，他或者他的伴侣死了。就像他的第一个移情的梦，这是艾尔的内部及外部人际世界的另一份珍贵的地图，我感谢他的暴露，并表示这是一份珍贵的礼物，并将它储存在我的脑海中，以备将来之用。我对自己说，对艾尔来说爱意味着死亡，就像他的自慰的幻想所象征的那样。

　　基于他在几次愉快的治疗和自慰的性幻想之后，他开始恶毒地攻击他的父母。我做出这样的解释，如果我们两个人都享受彼此的关系，我们中的一个就会死。我对自己做了一个快速、直觉的解释，如他幻想所暗示的那样，对于艾尔来说，就像不可能同时去爱另一个人和他自己一样，艾尔也不可能同时爱他的身体和心灵。他的行为是基于一种幻想，即你是一个脱离肉体的人，或者你是一个没有思维的身体。他的一部分必须死，另一部分才能活下去。他努力把我和他自己放在一起，把他的心灵和身体放在一起，把我们的心灵和身体放在一起。

这次治疗后，我觉得我或许有了一些令人兴奋和印象深刻的解释，其中一些我已经和他说过了，还有一些保留在我心里。他连续几次攻击我，指责我对他的问题没有好的治疗方案。他的自慰幻想必定是一个很好的指南！

继续前进

很显然，我们的工作变得不那么激烈了，我们双方都有了更多的反思空间，有梦、幻想和艾尔生活中的故事，并且他在生活中建立了许多人际关系。我们正在转向普通的精神分析工作，而没有任何关于精神错乱、自我死亡或他人死亡的深切焦虑。

艾尔让我回想起那些几近遗忘的关于固着和退行的古老的概念。我想，虽然最近的文献中很少提及，但我和艾尔的工作证明了这些概念的正确性。我见证了他从一个低级的边缘性分裂样人格组织向更高级的边缘性强迫性人格组织转变，从分裂的原始的防御向神经症性的防御转变，他可以不必抹杀一方就可以同时在头脑里保持自己和他人的正反两面的意向。这些让我想起了 Otto Kernberg（2005）的神经症性-边缘性-精神病性水平人格组织的理论分类，以及 Vamik Volkan（1987）的临床概念化，他很好地描述了按照 Kernberg 的理论，随着治疗的推进会经历的进步和退行。在他的梦中和联想的材料中，以及他对我的深深的矛盾情感中，所有的这些发展、前进和后退都是显而易见的。

嗨!

我注意到他第一次在我度假归来时用"嗨"来向我问候,我记得他在我走之前就已经期待我的离开。我注意到在炎热的夏日里,我的空调坏了,他给我带来了一瓶水。这些都是细微但重要的变化。

艾尔说,我作为他的治疗师应该像他一样更聪明,更善于表达,然后对投射给我的自我意向感到嫉妒。他对我的适应能力表示赞赏,为我能忍受他这么多年的无情和残酷的攻击。他知道很少有人能容忍他,这么多年,我们的互动就像一场战争,而现在我就像是属于他的。大战之后,我思索着他是多么正确,试图互相残杀的士兵变成了兄弟(Kayatekin,2008)。

在他与我之间、他与父母之间的关系中,有一些微妙但意义重大的变化,在医院里他变得更加顽皮,他会为诸如旅行、DVD和聚餐等社区活动付钱。在这些事情中,他常常以超支的方式破坏所有人的规则,让病友和工作人员抓狂。但是,与他第一年的性行为方面的越界行为相比,那次引起了巨大的轰动,几乎导致了他被开除,现在,他被认为是一个顽劣的人,正在学习如何成为同龄人中的一员。

过去,机器人填满了艾尔梦中的内心世界,各种卡通人物在他的幻想中,父母的鬼魂在沉思中萦绕着他。现在,这些空间被复杂、三维的人所占据。这些鲜活的感受对于艾尔来说是情感上的负担。在这个新世界里,他常常会经受倒退回去的"恐惧感",在我的帮助下,他明白现实的人际环境中,这些是会发生的。伤害、兴奋、分离,这些与他人有关。他学会了区分抑郁与悲伤、伤害和绝望。

他的脾气变得越来越平和，这使我们有机会探索它们发生的背景，并找到理解它们的方式。如果我不理解他的想法和思维方式，他就会很愤怒。当他再次怀疑他自己的和我的思维的那一刻，他的恐惧被唤醒了。要是他不能合理地解释，或我没有能力去理解，这对艾尔来说都是毁灭性的。他对我大吼大叫，他说他把钱浪费在这种无用的治疗上。这些都是痛苦的，但同时也有助于我理解他的出发点。

在这场喊叫的风暴中，我有点厌倦了，我不由自主地告诉艾尔，他是在表达一些重要的观点，但他没有权利对我大喊大叫。而且，当他试图表述观点时，我也不喜欢他皱眉。艾尔非常惊讶，他同意我们可以通过不同的方式谈论他的痛苦和愤怒。这一个关于行动的解释是治疗的另一个转折点。我们的治疗转变成了更多的对话。

当我们开始第四年的治疗时，我的反移情的负担减轻了。我对他的喜爱明显增加，对他的恐惧相对减少，也越来越不希望他缺席治疗或被医院劝退。这些内在的变化与我们日常的分析工作平行地发生着，在开始治疗的时候，我们相互用"嗨"来问候，在他离开的时候，我仍然没有得到"再见"的回应。治疗的结束还没有得到艾尔的承认。

在他的梦中，阉割的主题变得更加突出，从淹没焦虑（Hurvich，2003）到阉割焦虑（Winnicott，1949）。他的睾丸被撕裂了，他的阴茎被砍掉了，然后在我们的治疗中，他会谈论长1.8米（他和我的身高）的阴茎幻想。令他吃惊的是，基于这些梦的影像，我提出身体的隐喻。我告诉他，他好像在跟我玩，似乎我是他的阴茎/头脑。他在吹捧我的自我，让我认为我是一个伟大的治疗师，然后他会通过攻击我、阉割我来让我失去理智。他同意我的这些想法，再一次咧嘴笑了笑。

回想起我在他身上看到的另一个矛盾，并思考了一段时间后，我开诚布公地解释说，如果他得到了他的阴茎，他就会失去思考。两者不能同时存在。他渴望生存，无论是用性还是攻击的方式，但是他不可能与他去思考和对世界感到好奇的巨大动机共存。艾尔对此印象深刻，但同时也对这一解释感到吃惊，并说他需要一些时间来消化这些想法。

初恋

当他在容忍他对我的依恋时，移情的爱和恨，这两种矛盾的情感同时容纳在他的头脑里。艾尔也发展出一种能力，让他的父母和我同时存在于他的头脑中。与此同时，他走进了爱和亲密的世界，治疗几年以后，在他35岁的时候，简成为艾尔的第一个女朋友。

简是一个非常害羞的人，高中辍学，在当地的杂货店工作。她被镇上的人所喜爱，作为他们中的一员，在当地社区也有一席之地。艾尔在镇上的街道上认识了她，他们慢慢地对彼此产生了好感。当艾尔开始在杂货店做兼职工作后，他们之间有点尴尬的友谊就变得亲密起来。他们就像一个豆荚里的两颗豌豆，可以看见他们在小镇的街道上、电影院和餐馆里。艾尔的上流家庭看不起这种关系，而简那离异、冷漠的父母对他们的关系也不感兴趣。

艾尔对他们身体的亲密感到惊讶。他曾对触摸别人和被他人触摸感到非常不适，几乎无法忍受他人抚摸自己。现在，他去抚摸一名年轻漂亮的女人，她也用更亲密的方式抚摸着他，简喜欢他。

当艾尔逐渐习惯了爱、情感、归属感和性亲密这样普通的愉快体验时，他变得更有能力在一个新的客体关系中，与他的父母"分离"。虽然他的家庭变得越来越分化，但他的父母越来越适应其个体的同一性。他的父亲变得更加笃定，并且有能力在艾尔需要的时候去面对他。在他的父亲七十多岁的时候，他成为一个能应付艾尔的人，他的母亲谈论她对丈夫的赞赏，俄狄浦斯结构最终得到了巩固。

修复

艾尔在治疗中主动，并充满了活力，在最后一次治疗中他睡着了。我指出治疗的连续性，并想知道他是否对此有什么想法。

艾尔：也许我已经厌倦了说话。

我：你转向开放，然后又回到孤独？

艾尔：也许吧，这只关系到毒药需要多长时间才会生效！

这是一个令人震惊的评论，我让他对毒药的隐喻进行进一步的解释。艾尔说他近来感觉自己很有力量。他注意到其他人会影响他，他也会以不同的方式影响其他人。然而艾尔这是一个不同性质的影响，不是神性的维度，而是人性的，不是摧毁性的，但仍是伤人的。

在对他的能力的认可经历了一段时间的兴奋之后，他就会如预期那样产生阉割焦虑和死亡焦虑，并回到"抑郁"。当我强调这些时，他会告诉我，他害怕失去他的睾丸和阴茎，并幻想不是他，就是他的父亲会死去。他既害怕又享受这些幻想。

向善而行

艾尔对他依恋于我，我也和他联系在一起的想法越来越适应。与此同时，他有能力在结构化的治疗设置之外的社区内发展同伴关系。艾尔对简的爱逐渐加深，他们正在考虑订婚。他告诉简，他"想和她坐在同一个房间里，呼吸同样的空气，和她一直在一起"，这种关系充满了热情和诗意，艾尔很惊讶，我也是。我被他的温柔感动了，并表示这个说法很有诗意。

正要结束治疗的时候，他说："也许我也爱你。"

我："嗯哼……这可能是真的。"

他在治疗的大部分时间里的叙述仍是偏执的，而最后一刻的语言却充满了爱意，可能是对父亲/儿子的爱的尴尬的承认。这有点类似于我们第一次见面的时候，当他正要离开的时候，他询问我关于我的病人在整个治疗结束时自杀的情形。但那时我们谈论他的死亡，而现在我们正在谈论他的爱。这是一个相当大的变化。

在与简有性关系后，他开始抱怨性的乐趣："如果性是这样的，我必须承认它并不太吸引人。我没有错过任何事情。"这又一次暗示了他多么渴望在治疗中获得性高潮——一个"啊哈"的时刻，以及他在我们多年的工作过程中假装治疗的性高潮。他嫉妒地提及医院里的其他病人，谈论他们与治疗师之间的痛苦、悲伤和欢乐的治疗，让我感到非常有趣，尽管如此，我还是有点担心自己的技术能力。当我对他的这些愿望无能为力时，艾尔告诉我，他需要口交，而我们的工作介于结肠镜检查和手淫之间。我用这个"嗯哼"表示同意。他使我想起了奥格登提出"人类在创造经验的过程中，诠释了所有对性意义的感知"的过程中，如何巧妙地将性作为隐喻，用"罗塞塔石碑"来理解世界（Ogden，1990）。

到目前为止，这是四年的坚实的精神分析工作，我意识到那些让我感到厌恶和高兴的事，他终于有能力把他指尖的皮屑扔在我办公室的地板上，这与他多年来在他的咖啡杯中放皮屑的做法形成了鲜明的对比。这就是爱。

梦

随着他对我的移情关系的加深以及与女友之间关系的越发亲密，他的梦变得更加多彩。在我们早期的工作中，他有所谓的"艾尔梦"——他会处于一种欣喜若狂的状态，就像在天堂行走。这些梦的内容与他的日常生活没有任何联系，他只是会感到很高兴。随着我们工作的不断进展，他的梦变成恐怖的，如外星人入侵地球，艾尔保卫世界。

这个时期的梦是关于医院的，他在那里看到一些高中和大学的朋友，还有一些医院里的病人和我。在他的梦的世界里，医院就在他高中和大学之间的某个地方。一个普遍的主题是他害怕从医院回到父母家。

在即将到来的假期之前，多年来第一次，艾尔告诉我他会想念我，这对他来说很痛苦。他觉得自己就像一只从茧里出来的蝴蝶，试图从保护和养育的外壳里解脱出来，这对他多年努力活下来很有必要，但现在是时候破壳而出了。这是一个既令人害怕也令人兴奋的努力。现在，他感觉很好很酷，但也有一种厌恶的感觉，因为他意识到自己的弱点。这带来了另一个恶性循环，他是普通人，既不是上帝，也不是魔鬼。这是如此令人放松，也令人讨厌。第一次，在治疗结束后，他向我说再见，我也给予回应。他最终以"嗨"开始和"拜拜"再见的方式结束治疗。他正在生长出一种皮肤。

精神分裂样的盔甲、敞开的心灵和皮肤

艾尔承认他对我、简、他的父母，还有一些重要的人的依恋，这些人与他携手，"生成一种皮肤"：这是一种边界，既不像钢铁般坚硬的精神分裂样的盔甲那样难以穿透，也不像敞开的心灵那样脆弱和敏感。皮肤是一个心理边界的隐喻，它开放性地面向伤害，比盔甲或敞开的心灵更容易磨损，但具有相当大的修复功能。艾尔和我共同创造了这个引人深思，并有临床意义的隐喻。

当他正在生成一种有趣而又令人期待的皮肤时，在治疗中艾尔第一次带东西到我们两人之间，包括他的笔记本电脑、一堆纸和笔。他在我们两人之间创造了一个过渡空间。作为一个中间的步骤，这发展了他独立的自我意识以及一种心灵的皮肤。

结束

我们的治疗即将结束，艾尔以一种感激之情承认我们所取得的进步。成为举世闻名的学者的宏伟愿望和害怕成为无名小卒的灾难性恐惧已经消失了。他变成了普通人，对我的新病人表达了他的嫉妒，并担心我可能对他失去兴趣。他在自己的小社区结交了朋友，和简在她的公寓里约会，偶尔和她一起过夜。然而他所有的关系似乎都是脆弱的，一只脚在里面，一只脚在外面。

当一位来自医院的女性病友邀请艾尔共进晚餐时，他很困惑她是不是对他有性趣，如果是，他是否应该回应她的邀请。吃朋友准备的食物的想法太过侵入性和恶心。他无法想象自己吃的食物是别人给他做的。他不介意在餐馆吃饭，但吃一个朋友准备的晚餐？！……他设法控制了他的性趣，并享受了可口的晚餐。这对几年前还把"情欲之爱（eros）"和"手足之爱（agape）"、性欲和友谊混淆的人来说，是一个重要的升华。

当我们治疗的领域变得更加人性般复杂时，一系列消极和积极的感受，以及双方的想法在医院的不同层面上发生了转变，这使得艾尔与他人的相处变得相对容易。艾尔现在意识到自己既不是一个精神分裂样的盔甲，也不是内在敏感的器官，而是一个非常害羞的人，并且只能容纳少数人的友谊，且他的余生里可能都会像这样。

在第四年结束的时候，他出院了，继续与另一位转介的咨询师一起工作。简决定留在她的家乡，他伤心欲绝。他在人际关系中仍然非常害羞和矜持，但对生活很感兴趣，并找到了一个与他人一起居住的地方，在那里，他与他人联结在一起，能够爱和工作。当他最后一次离开治疗室时，我们都热泪盈眶，他牵着我的手，紧紧地握着。

关于艾尔的反思

精神分裂的病理学

Salman Akhtar（1987）提出了一个有趣的假设，即精神分裂的个体本质上以一种"相反"的方式呈现自己，他们将外在表现作为内心体验的防御姿态，这让我们想起了"假自我"的概念，我们将会在第二章芭芭拉的案例中进一步讨论。虽然我同意Akhtar的观点，但我认为精神分裂的人可能会同时用他们自我的两面来进行防御，而且确实有能力做到两者兼备。这是一种自我分裂的表现，艾尔的故事就是见证，艾尔确实是既冷漠又敏感，同时既是施虐者也是受虐者，尽管这两种表现都是以防御为目的的。在芭芭拉的故事中，我们会更详细地看到这个复杂的内部和人际关系。

付诸行动与行动化

在我们工作的初始阶段，艾尔在医院的治疗主要是围绕着行为的表现和情感的唤起。治疗中的喋喋不休或嗜睡，与病友调情，从医院消失，他对我的不可控制的愤怒使我、病友和工作人员产生了强烈的情感唤起和反应。这些治疗内外的行为和反应带来了关于付诸行动和行动化的思考，这也是精神分析界正在讨论的一个重要议题。这是一场发生在心灵内部假设和二元/多元人际关系假设之间的争论。

Otto Fenichel（1945）的假设是心灵内部假设的一个很好的例证，他认为"付诸行动是无意识地缓解内心的紧张，部分释放了被阻止的冲动的行为……在这种情况下，某种程度上是与被压抑的内容联系在一起的，被用来释放被压抑的能量；这种心理能量的投注从被压抑的记忆置换为目前的'衍生物'，而这种置换使释放成为可能"。

在与易于付诸行动的来访者工作时，与（先前的）能量/心灵内部自我的心理学假设不同，Johnson指出在铸造"超我缺陷"的父母和付诸行动的病人之间的平行关系，并声称这个孩子替代性地满足父母的"未整合的禁止的冲动"（Johnson and Szurek，1952）。Brian Bird（1957）也同意这一观点："付诸行动，尽管有个人动机，但是也是对他人刺激的直接行为反应，这是为了取悦或影响另一个人，或者可能两者兼而有之。"他假设这是一种通过非语言的行为的交流方式产生的无意识过程。

1968年的国际精神分析大会，专门讨论了付诸行动的议题，使讨论内容具体化了。安娜·弗洛伊德（Anna Freud，1968）的假设中有关精神内部能量的术语，与Leon Grinberg（1968）关于二元重要性的主张形成了鲜明的对比。

精神分析师与精神障碍患者一起工作，增加了我们对分析空间的反移情重要性的认识（Little，1951；Boyer，1979）。同样，在心理医院工作的治疗师有新的假设："尽管生物功能的基本单位是个体，但心理功能的基本单位似乎总是两个人。也就是说，这种行为总是与另一个人有关。"（Cooperman，1983）

在英国主流的精神分析中，人们很早就认识到二人心理学。克莱因学派在二人理论的发展中起了重要作用，有关的概念包括分裂、投射、内射和投射认同（Feldman，1992；Feldman，1997）。

在英国的中间学派中，唐纳德·W. 温尼科特（Donald W. Winnicott）认为，婴儿只能在与他人的关系中被定义，母子二人是一个不可分割的单元（Winnicott，1947）。Joseph Sandler（1976）曾提及行动化的概念，他认为"分析师除非意识到这一点，否则会倾向于遵从对他所要求的角色，将其整合到他的反应模式中，并与病人联系起来。通常情况下，他自己也能在自己身上捕捉到这种反作用，特别是当它以一种不恰当的方式表现出来时。然而，他只有通过观察自己已经在行动过程中表现出的行为、反应和态度才能意识到这一点"（Sandler，1976）。

随着时间的推移，这个领域明显转向二人心理的假设，并承认"行动化"的概念（McLaughlin，1991）。就像艾尔治疗最初阶段所表现的那样，我和他在一起，并成为他的内部客体关系脚本的一名演员，其中一些与我的个人脚本串联在一起。这不是付诸行动而是一个行动化。这是一个基于我们相互的历史、冲突，并一同创造的移情−反移情领域（Kayatekin and Plakun，2011）。

重复和付诸行动中的修复性元素

艾尔通过他对女病人的诱惑，触及了我压抑的青春期性经验，他无情地、施虐般地攻击我，重新创造了我无尽宽容的"成熟男孩"形象。换句话说，他重新创造了他的两个方面的移情——母性的和父性的，最后，他勾起了我青春期的性欲的和攻击性的冲突。

当我们经历了这些移情-反移情的脚本时，艾尔帮助我意识到我的自我形象中矛盾的方面。他对我的影响中有一些毁灭性的元素，他否定我珍视的、矛盾的自我形象，他严重地破坏了我们的工作，特别是我作为治疗师的自恋。另一方面，自我意识的增强给了我重新工作的机会，并创造了一种较少冲突的自体客体表征模式。他使我的治疗热情降低了。

所有这些都是来访者在移情关系中，不经意地成为他们的治疗师的治疗师的例证，也使治疗朝着更健康的方向发展（Searles，1973）。

家庭

家庭的动力是边缘型人格组织发展的关键（Shapiro et al.，1975）。内部无法控制的矛盾或冲突导致分裂，通常，这个防御方式伴随着投射性认同的机制（Kernberg，1972）。这个分裂必须置于一个人自我的外部，并作用于他人的内部。因此，这个病态的方面如涓涓细流一样流向他人，随时间代代相传。

在此过程中，我们见证了从单向化叙事向双向化叙事的发展：例如，在开始治疗时，艾尔和他的父母从非黑即白、非好即坏的观点出发，报告他们的历史。这是一个二维世界，当被邀请去谈论它的时候，他们不能发展自己的故事。这是一个简明又简单的世界：在艾尔的眼中，他的父亲是个软弱的人，他的母亲是一个歇斯底里的女色情狂。他认为他的父母继续在一起是因为作为两个成功的专业人士有一个额外的孩子让他们的简历看起来不错。在父母的叙述中，母亲把她的历史看作漆黑一片，她的父亲是个失败者，而她母亲是个精神错乱的人。另一方面，艾尔的父亲觉得他的家庭很好。这种简单的关于家庭的叙述在整个治疗过程中变得更加立体和有画面感。我们将通过朱迪的长程家庭治疗案例，进入复杂的家庭叙述的迷人过程中。

与兄弟姐妹和同伴的横向移情

横向移情——兄弟姐妹的移情和我们早期的同伴关系的移情——这是一个相对被忽视的精神分析领域（Blos，1976；Graham，1988；Vivona，2007）。然而，正如艾尔的治疗所证明的那样，从这些关系中发展出来的代表性的脚本是重要的促进因素，它在我们的生活中也有着相当重要的影响。艾尔的治疗的一个关键因素是他横向移情能力的提高。由于我们移情–反移情的关系越来越成熟，艾尔在体验到我作为一个新的爱的客体进入他的生活，他并没有受到威胁时，艾尔在二元关系之外发现了自由，并形成了新的人际关系的内在脚本。

　　关于兄弟姐妹和同伴的关系将在第二章芭芭拉和第三章亨利的故事里进一步讲述。

第二章
在心理医院的精神分析取向心理治疗

芭芭拉——所谓的"虚假自体"

（胡华　译）

芭芭拉四十多岁的时候来到心理医院接受治疗。她大学毕业后就做全职家庭主妇，结婚二十多年了，但没有孩子。

本章末对芭芭拉有更详细的介绍，她来自一个五口之家。她的母亲在处理家庭日常琐事上有很大的问题，需要一位年长的邻居或她姐姐不断地给予建议，她的姐姐在家里是做决策的女性角色。芭芭拉的父亲有反社会倾向，工作生活一团糟，每段工作时间都很短。这是一个混乱的家庭环境：夫妻经常喝醉，常常陷入激烈的争吵和打斗。他们有一个儿子和两个女儿，芭芭拉和利兹。

芭芭拉的哥哥走了父母的老路，高中辍学后成为一位瘾君子。她十几岁的时候发现自己家庭与其他家庭很不一样，并对自己家庭的生活方式深感羞愧，所以她试图修复这一形象。她会打扫房间，帮妈妈改善饭菜质量，也很努力地做个好学生。芭芭拉走了一条截然不同的路：她变成"好女孩"，成为家庭生活的核心人物。她与小她十岁的妹妹利兹建立了深厚的情谊，当利兹还是婴儿时，芭芭拉会在半夜醒来给她换尿布，喂奶。随着妹妹逐渐长大，芭芭拉只要有时间就陪妹妹玩耍，为的是弥补其他家庭成员的缺席。

在青春期的早期阶段，随着她对周围环境的不断熟悉，芭芭拉震惊地意识到父亲参与了小规模的毒品交易，并且她发现这事情已经众所周知，这对她来说是一种莫大的耻辱。但她被禁止问这个问题，更没法表达自己的羞耻感，因为父亲会说"就是混口饭吃而已"。

这样痛苦的环境下也有一些令人难忘的时光。芭芭拉是学校合唱团的主唱，父母为她感到骄傲并支持她，但她觉得父母在占有她的成就。父亲阻挠芭芭拉和朋友们一起排练，但会一直来看她的排练。作为酒鬼和毒贩的父亲也会像对朋友一样对待芭芭拉。他每月会带着她和一个朋友去钓鱼，在那里和他的朋友钓鱼、喝酒，然后让芭芭拉把他们钓到的鱼掏肠刮鳞。她很享受父亲给她的特殊待遇，同时也对自己被迫掏肠刮鳞感到害怕和恶心。

芭芭拉不像她的哥哥，他活在不受道德规范约束的世界。她对父母传递矛盾的信息感到困惑。他们生活在一种奇怪的、混乱的病态心理环境中，但在外面却遵守极其严格的道德规范，并把家务交给芭芭拉打理。我们不能理解所有这些矛盾，也没法调和这两幅分裂的景象。

对于这种难以忍受的令人困惑的创伤，自恋的满足和俄狄浦斯式胜利[1]，芭芭拉找到了一种有趣的解决方法。作为一个早就学会自我照顾的人，她在十几岁的时候就下定了决心：一旦成年，就离开这个家庭。因此，她在周末和暑假期间，偷偷地攒钱。高中毕业后，她突然离开了父母的家。父母感到震惊并强烈地反对，她也对抛下利兹和父母深感内疚。她租了一间公寓，用偷偷攒下的钱买了辆车，努力工作，希望能尽快照顾利兹。芭芭拉和她的家人不同，她工作稳定，并从社区大学毕业，获得了教育学学位。

然而，芭芭拉沉寂多年不为人知的一面最终还是被激活了。大学毕业后她有过一段放荡不羁的时期，抽大麻、酗酒。当比尔走进她的生活，这段时期便戛然而止。

芭芭拉和比尔通过共同的朋友相识。比尔出身于一个不起眼的美国蓝领家庭。他比芭芭拉大十岁，是个勤奋的年轻律师，尽管他罹患严重的基因疾病，生活中却是个有趣的人。这种疾病在他20岁出头的时候就需要定期治疗，以至于腿上、胳膊上出现了严重的骨骼畸形。在某个阶段，他需要坐轮椅。最终通过一系列的手术，比尔成功地摆脱了这种可怕的状态，可以靠拐杖走路。

芭芭拉是心灵残疾，比尔是身体残疾，他们彼此吸引并开始约会。两人的关系使芭芭拉感到非常内疚，为她近些年放荡不羁的行为感到羞愧。她觉得自己变成了一个不道德的人，就像她的家人一样。比尔重新唤醒了芭芭拉强烈的道德感，在比尔面前，她想要悔改。对比尔来说，想到芭芭拉就觉得幸福，他觉得自己找到了那个美

---

[1] 指被父亲特殊对待，获得了更多关爱，甚至在某种程度上获得比对母亲还多的关爱。——译者注

丽的女人，她经历过世间疾苦，却能从深渊中挺过来，就如同踽踽独行坚强地走出严重疾病阴霾的他一样。

他们在一起后，芭芭拉跟着比尔去教会，并对牧师产生了强烈的依恋，这位牧师同时也是一位心理咨询师。在牧师的辅导下，芭芭拉提出一个构想：她可能有解离障碍，而她的祭坛是"恶"之源。他们提出一种解释来说明她多年来一直处于多重性关系中，并且滥用毒品。她把自己的身体欲望、性冲动和攻击性的欲望投射到她心中的祭坛上。因此，这样的欲望、激情和行为又回到了她父母和兄弟的地盘。在牧师、教会和她与比尔的关系的帮助下，芭芭拉再次找到了内心的平静；她正在埋葬她令人困惑的创伤史、危险行为和自恋满足。解离这个概念对于芭芭拉看待自己的所作所为有一种深切的解脱感，并且这些支持性的元素对她的精神生活至关重要。除了与姨妈和年长热心的邻居相处感受到关爱之外，芭芭拉与牧师和教会发展出另一种有爱的关系。

芭芭拉和比尔的相互吸引发展成深深的依恋，一年后他们就结婚了。在接下来的几年里，芭芭拉在她丈夫的一项非常成功的法律实践中起了重要作用，这让家庭有稳定的收入，她也可以辞去教师的工作，成为一名家庭主妇。通过丈夫成功的法律实践，他们最终在自己居住的城市里过着上流社会的生活。他们无法生育，所以他们把利兹带到家里当亲生女儿一样抚养。

在这几年里，芭芭拉变成了一个无私的人，塑造了完美的母亲和妻子的形象。他们有一幢漂亮的房子和美丽的庭院。她是一位出色的厨师，对丈夫和利兹宠爱有加。此外，在这个大家庭中，她被看作一个重要的女性角色。随着她的经济条件越来越好，她把所有的家庭成员——父母和兄弟——都护在了她的羽翼之下。

芭芭拉为这些成就感到骄傲。与她在成长过程中所没有获得的东西形成鲜明对比的是，她反而成为周围人情感和物质的无尽源泉。这是一种与她年轻时体验完全相反的生活。

在利兹的女儿芭比出生后，芭比以芭芭拉的名字命名，芭芭拉开始在她的脑海中体验到她所说的"他者自体"：有个充满需要的人，就像这个需要她时刻照顾的小婴儿；还有一个非常愤怒的人常想着伤害她所爱的人。芭芭拉担心这些与她和牧师所称的"祭坛"有关。祭坛将会掌控她并让她以可怕的方式行事。因此，她生活在一种持续可预知的恐惧之中。她没有告诉任何人内心经历的这些事情。外人来看，她似乎表现得很好。当芭比进入青春期后，生活中又面临成长挑战。这是芭芭拉的防御平衡的另一个挑战，因为芭比目前的成长阶段需要邀请同伴来到人际互动的环境中。芭比谈论男孩性方面的话题，并发展了一些友谊，这些包含对性、身体其他方面侵入性的问题远远超出芭芭拉的自我能力范围，引发了她内在旧有断层的震动。

芭芭拉不再能够控制所有的混乱，开始表现出一些奇怪的行为。这些行为持续数天，似乎是毫无征兆地出现：她会变得非常生气，把人赶出去，朝丈夫扔东西，用木槌将手指关节打得啪啪作响。在生活的其他方面，她会躲在自己的房间里，不修边幅，孤僻，独自吃饭并拒绝出门。她会在短期的住院治疗后迅速恢复，这对于她和家人都是宽慰的。芭芭拉又重新变成那个快乐、精力充沛、有爱、关心他人的人。这些病态对整个家庭来说难以理解，不知为何它突然爆发又突然消失。

在反复出现病态变化之后，很明显，芭芭拉通过巨大的努力塑造的形象正在崩溃，继而寻求医院的帮助。

芭芭拉在医院

芭芭拉对她住院的决定深感悲伤，因为她不得不丢下所有事情。她与丈夫共建了成功的事业，她是个受家庭和社区欢迎的人，但如今却要躲进避难所。这个人，或者更确切地说，她努力塑造了几十年的那个形象已经崩溃。住院的第一个阶段大约有一年时间，主要围绕着这个形象的转变；哀悼失去珍爱的形象，与家人分离。这也是个痛苦地适应新人际关系和反思过去的好时机，之前她从未有过这样的机会和勇气去反思。

芭芭拉称呼我"K医生"或"先生"，按照她自己认定的南方文雅人的方式。这是她的一套礼貌行为，与她举止粗鲁的父母形成了鲜明的对比。她说话带给人一种亲切的、恭敬的、有点孩子气又欢快的感觉。和其他患者不同的是，她拒绝用脚凳来伸展她的腿，怕留些脏东西在上边。她也不会把卫生纸和咖啡杯扔到我的垃圾筒。

在我们的精神分析工作的几个月，她有一个所谓的理想化的移情（Kohut and Wolf，1978）。芭芭拉总是很阳光，准时来，精心打扮，浓妆艳抹，反复表达与我一起工作的谢意。在反移情中，我有一种强烈的感觉，那就是她努力想要在我的印象里、办公室里都留下非常好的清白、干净的形象。除了自我标榜的南方女性对一位受人尊敬的医生彬彬有礼的赞赏之情以外，办公室里没有复杂的普通情感。

她对我友好，钦佩有加，同时又保持一定距离，以同样的方式在较大的医院环境中也是如此，慷慨的母性形象正在浮现。为了安慰病友，芭芭拉会在紧张的会谈之后把他们带到附近的高档餐厅吃饭，或者送他们昂贵的礼物。她因为拥有不少财富而有能力表达她的慷慨。作为社区生活中非常活跃的成员，她正在加入所有可加入的团体，并且表现得极其认真。

这个"全能母亲"，总会让人欣赏和关注。有些患者对这种利他主义感到不舒服，而一些年轻的患者真的是享受芭芭拉的无私奉献。另一方面，护理人员意识到这种令人窒息的"利他主义"模式的出现，并发起了一个关于"为什么她管这么多事"的谈话，工作人员收集了她足够多的历史资料，所以他们可以提炼和识别出她潜在的重复模式，并依据提炼的内容制定治疗干预措施。现在的芭芭拉就像小时候的芭芭拉，是个好学生，工作、存钱、修剪草坪、清理房子，也成为照顾孩子的母亲。

与工作人员的关系中，还有一个早期值得关注的地方。她相当遵守规则，并要求工作人员和其他患者一样遵守。某次她与一名护士激烈争吵，他在向芭芭拉提供药物之前先给另一位患者药物，即使芭芭拉排在更前面。还有一次，她责怪一名高级工作人员，认为他没有以一种有效的方式领导该团体。她是慷慨的令人尊敬的慈祥母亲，具有极大的救助能力，也是良好公民，敏锐地注视着公平公正的原则。

芭芭拉在医院创造了她生命中囚禁的脚本——一个她从来没想着进入的囚牢，但我们都被困于此。

部分享受着被人崇拜的状态，部分认识到这是一个不可避免的陷阱和模式，我试图通过许多治疗干预措施来摆脱这种令人窒息的、虚假愉快的情况。令人沮丧的是，我在澄清和面质她以利他主义为中心的性格防御方面所做的努力都是徒劳的，就像对聋人讲话。这些话被她视为赞美，不管我从多少不同的角度向她解释，她都不予理睬。

相反，她的一些言论令我更加沮丧："是的，很多人都说我是个很好的母亲。"芭芭拉骄傲地告诉我，她与父母和兄弟不一样，作为父母他们是不道德的、不负责任的，她想迥然不同。当时的情况下，使她从自我功能紊乱到自我功能协调的治疗努力都是徒劳的。她无视我的想法，就像在我们的关系中她对待我一样。

哀悼

芭芭拉与丈夫因与利兹、芭比正在计划的旅行细节争吵起来。在过去，一切计划都是芭芭拉做的，她要求丈夫让自己和利兹谈谈旅行的细节。比尔想芭芭拉在医院，就不得不自主做了一些决定。芭芭拉感到心碎，被激怒了。但现实的确如此，芭芭拉觉得丈夫是对的。

我们会谈中，她泪眼蒙胧地回忆起全家一起去附近的海滩的家庭传统，而现在她却离家很远还住在精神病院。芭比、丈夫和利兹都有各自的生活。芭芭拉担心失去了在家庭的核心地位。离心爱的家几千公里，她非常伤心。

我注意到当芭芭拉受到伤害和指责时，她缺乏报复意识，我给她指了出来。

芭芭拉："是的，这是非常有害的。我感觉被排除在外，甚至被忘记。我整天都在哭，然后决定不去管它，生活还是要向前看。报复会让我感到不舒服，我从小就是这样。"

我："我觉得，我们可以想想如何理解这对你来讲为什么这么难。或许我们可以想办法让你更舒适地与自己的报复感相处。这也许可以帮助到你。"

芭芭拉对家庭持续地、敏锐地关注着，好几个月一直保持着女家长的身份。

时光流逝，他们开始更加独立地生活，自己会做出决定，没有在日常生活的细节上咨询她。这对芭芭拉来说是一种悲伤的解脱。她很伤心，因为她意识到自己不被需要或对家庭来讲没那么重要，家人将独立生活。但这也是一次解脱，因为芭芭拉声称有了自己私人的空间并发展出个人的兴趣爱好。

她对逝去的一个伟大的、劳碌的母亲形象的哀悼正在与她对过去的深刻思考协同并进。在分析性空间里，父母和兄弟开始出现在她的脑海里并在叙事中占据很大的比重。父母告诫她，不应该和别人谈论他们的秘密。即使她已经知道父母生活有多混乱，但从来没有当面告诉过他们，实际上她从来没有和任何人包括丈夫谈过或回想那段时间的生活，这是她的禁区。

我们工作的第一年，对那段时期的探索成为我精神分析工作的中心。从小芭芭拉的母亲对悲伤没法宽容，芭芭拉不能像小孩那样哭泣，如果她哭了，母亲就威胁要把她赶出去。在我这儿，她泪流满面，因为她想起他们时，愤怒、思念与讨厌的情感一起涌上心头。

尽管家庭生活残酷，但芭芭拉依然是她父母的掌上明珠。随着她反思父母对她的爱与虐待这样深沉矛盾的情感，哀悼也在逐渐加深。

当她告诉我，她对背叛他们感到内疚时，同时也感到释然；她享受谈论对父母的报复时刻，也因让我听到这些事感到非常羞愧。

她终于敢面对那些"察而不觉"的事情了（Bollas，1987）。

变化

经过大概一年的治疗，这个善良的患者开始表现出另一面。她受邀加入治疗小组进行定期会谈。当面谈者要求她坐在他旁边的椅子上谈话时，芭芭拉开始对我们破口开骂，并且在会谈开始之前就突然离开了小组。我们都震惊了，对如何解释刚才的发生的事情一脸茫然。

在后续的会谈中，她告诉我，她深受这个面谈者的态度的伤害。他自我介绍是"F医生"，然后未经许可叫她的昵称"芭芭"。她立即感到自己被婴儿化和贬低了。她记得以前在家被唤作"侏儒"，因为她身材矮小。F医生对待她的方式与这些过往相似，她感到自己没被尊重。我们开始感受到她的愤怒，并且瞥见了其根源。

我和你

在我度假前一周，芭芭拉告诉我，她已经厌烦我了，很高兴我要休息一周。她痛苦地抱怨说，定期参加我们每周四次的对话，参加所有必要的会谈都让她困在我和他人期望的牢笼里。这感觉就如同以前在家中的那种感觉。我对这突如其来的指责感到惊讶，但认为这是迄今为止我们相对缓慢的工作中自我解释和治疗过程的重要时刻。

在她最近的一些梦里，她梦到有人离开了她，包括朋友、母亲和父亲。她又解释说，这些梦可能与我即将到来的假期有关。对于几个月来一直原谅我破碎的治疗并做出"这是你的权利，你必须休息一段时间"评论的人来说，这是她叙事的一个重大转变。

我的回应是"嗯哼"，用以肯定她的自我解释。

她记得一段特殊经历，她经常要照顾宝贝妹妹，而那时父母和哥哥会去外面"寻欢作乐"，她嫉妒那些能找到乐子的人。在医院里，芭芭拉已经部分地重建了她的青少年生活。通过这样的重复，她现在变得更能意识到这些。

我："嗯哼。"

芭芭拉："这样说可能不太好，但是……"她停了下来。

我指出她的停顿并告诉她，她似乎有一种深深的烦闷和愤怒，但同时又总是犹豫着不去表达，可能是因为这不符合她的自我形象。

芭芭拉表示同意并痛苦地抱怨说，她在医院不像住院而像在这工作，她厌倦了那种无处不在的责任感和一系列的义务。她还承认，即使住院好几个月了，她还没有完全卸下伪装。在家里，她很多年都不穿新衣服，会把它们存在原来的包装里落灰。结束会谈前她说了最后一句，她在这里找到了那种久违的快乐。她还没有离开医院就能体验欢乐，这真是一个惊喜！她深沉的矛盾心情慢慢消失，正在接纳我和医院作为一个新的、矛盾的客体进入她的内心世界。

"恶"的一面开始展现

休假一周回来，我听说芭芭拉度过了一段非常困难的时期并企图自杀。她被转移到当地的急诊室日夜监护，后来被送到医院，置于最严密的监护下，给予最高级别的护理。当我们重新开始工作时，她平静了下来。此时已经接近我们工作第一年的末尾了，她已经开始把我看作重要的他人，并且害怕失去我。

我作为她生命中的一个重要人物的出现也给会谈带来了负性移情，改变了她在医院的表现。她停止为他人买礼物，开始逃避会谈，以"忘记了"作为借口。她在医院的谨言慎行逐渐消失。取而代之的是她常常被绊倒，打碎眼镜，将托盘摔在地上并将食物洒一地。她因摔倒不慎还打碎了一座立式钟表。这个鲁莽的女人与之前细致的女人形成了鲜明的对比。在治疗的早期我们已经看到了小心谨慎的芭芭拉。现在她给了我们一个惊喜，也给自己带来尴尬。

她的父母除了精神病特质之外，对他们房子的干净和整洁要求很高。芭芭拉在医院里所表现出的笨拙，在她的原生家庭中会被认为是一种过错，她会受到严厉的惩罚。医院工作人员的反应比较平常，他们告诉芭芭拉这不是什么大不了的事情，下次小心点就好。她惊讶地发现，生活照样进行，她没有受到任何惩罚。

与此同时，在精神分析工作中，她开始对我周末休假、度假、病假，还有觉得我不能理解她的情况做出了强烈的反应。我们经历了狂风暴雨般的日子，她会沮丧、嗷嘴，怒气冲冲地朝我吼叫。告诉我她恨我，因为我是男人，像她的父亲一样暴虐的男人。她讨厌我的办公室，因为它闻起来像她父母的家。她外表变化了，温柔的声音也消失了。

她蓬头垢面，穿着皱皱巴巴的脏睡衣来与我会面，把脚往脚凳上一搭，鞋上的泥把我的脚凳弄得脏兮兮的。她声嘶力竭的尖叫声充斥着整个会谈的过程，冲出办公室时经常砰的一声关上门。她擦鼻涕的纸巾和喝了一半的咖啡杯填满了我的垃圾桶，溢出的污垢流了一地。当我开始尝试进行治疗性谈话时，便受到了来自她不同方面的攻击，如：我没有能力；我是一个外国人；我是一个男人；我缺乏理解她的兴趣和能力。她的混乱扰乱了我的思绪，令我失去治疗的理性和镇定。

然后，她崩溃了，生活无法自理，在卧室里能待几个星期，独自吃饭，用拳头打墙，直到需要紧急医疗护理。她打电话告诉我她不会下床，要求我们去她的房间，或者通过电话交流。这些信息充满了连接的渴望，并在我身上唤起了强烈的反移情：悲伤，窒息和同情；同时也激发了我满足她要求的愿望/冲动。我几乎无法控制自己要满足她的请求，深深地内疚于要她来我的办公室才行，在那里我们本可以一起思考发生了什么事情。当我设法压制自己的恻隐之心时，她最终还是拖着身躯来会谈，告诉我她是多么地受伤和愤怒。最糟的是，她觉得她在我心里无足轻重，她对我也无能为力。由于我拒绝去她的房间会谈，我便有一种深深的内疚感，将这些痛苦的反移情反应作为治疗信息的来源。我提出一种对她深沉的、矛盾的依赖需求/愿望的解释。这些尝试似乎没有给芭芭拉留下任何印象。她继续自说自话，我没有回她电话她有多受伤，反过来如果我需要她的帮助，她肯定会伸出援手：就像她父母和妹妹有需要时，她像母亲般照顾他们一样。

经历了一段令人窒息的孤独、悲伤和绝望的过程之后，她回忆起父母对她的极端依赖。他们要求她收拾房子和院子，照顾他们的宝贝女儿，但他们自己却过着纸醉金迷的生活。她非常悲伤地回忆起年幼时遭受的残酷虐待和忽视。她生命中的这些巨大的缺失将转移到此时此地。我们也认识到自己在医院工作中的失败之处和她自身的失败。

好人/好患者的形象被摧毁了，她发现周围人身上的那些不好、邪恶和依赖的一面，现在又回到了她的身上。这段狂风暴雨般的时光在我身上激起了强烈的愿望和幻想：为自己辩护，指责她不知好歹，或者拯救她，还好我能够自控并做出诠释。

在更大的社区，"恶"以一股强大的力量展现出来。芭芭拉常常与工作人员和病友发生争吵甚至大打出手，以至于她被质疑能否继续住院治疗。不过，她对这些事感到非常尴尬，会做更多的"善"事修复和补偿与他人的关系，比如请大家外出吃大餐、购买昂贵的礼物。与她报复性的家庭不同，医院的工作人员和病友不会被激怒与她打架，而是根据她的攻击程度发展了适当的界限，并在一定程度上婉拒了她试图通过请客或送礼象征性"善举"的补偿。工作人员和患者是一个团体，会以恰当的方式回应她的攻击和爱。

所以无论在个人空间还是在环境中，这些情绪风暴、投射/内摄过程，被处理的方式是截然不同的，让芭芭拉内化新的自体客体范式。

医院抱持性的环境（Winnicott，1960；Modell，1976）或容器（Bion，1962）就像永存的元素般影响着正在进行的治疗，并远远超出了个人精神分析工作的范围。

我是好玩还是卑劣？

最近，芭芭拉平静了下来，当她坐在办公室的惯常座位上时，我有点吃惊。她用开玩笑的口吻调侃道："K医生，如果你仔细看，会发现我今天没有化妆。我们正在计划一个女孩之夜的活动，要出去吃饭、看电影。还有你看我的新发型，你可能已经注意到了（用另一种顽皮的眼神看着我），我也在接受我的新发型。以前我从来没有剪过短发。"

她是对的，直到那一刻我才突然间意识到芭芭拉在过去几个星期里表现出的不同：很少化妆，剪了短发，穿牛仔裤！这是一次深刻的转变，那个我已经适应了一段时间，那个压抑、悲伤、易怒的芭芭拉变了。我听她开心地说着，那个古灵精怪像青春少女的芭芭拉带给人惊讶、迷惑和开心的感觉。

我还在消化这些新认识的时候，芭芭拉说最近她有些纠结，担心我可能会把她转介到另一位治疗师那里。这想法把我搞糊涂了。我想这种吃惊的反移情是强烈移情的时刻。我问她为什么这么想。

芭芭拉接着说，她觉得她在过去几周表现得不够得体。她没有从内心尊重我，也没从外在的行为表现上尊重我，并且她眯起眼睛看着我。我才明白过来，恢复平静，并隐约意识到她在会谈上更加主动了；她的确没再用她平时幼稚的语气说话，但我没有意识到她眯眼。

当她说自己正眯着眼看我的时候，我喜爱的演员闪过脑海。马龙·白兰度（Marlon Brando），当然还有克林特·伊斯特伍德（Clint Eastwood），他们眯起眼睛太帅了，我又闪过一个短暂的想法：眯起眼睛看值得接收你眯眼的对手，甚至是该被杀掉的敌人，一定是种非常令人享受的体验。

有了脑海中浮现的这些思绪和遐想，我意识到自己正在绕开阻抗，揭开真相。尽管如此，我却告诉她，她的内在经验与我的截然不同。"我有一种感觉，那就是在狂风暴雨后，你会让自己变得更调皮好玩。"我也指出她可能会觉得自己像在哥哥和父母的地盘上一样，享受此刻。

早年的记忆浮现，芭芭拉哭了出来。如果她表现得调皮，就会被教训不能这样，父母会警告她应该像个懂事的女孩子，而不是像她的哥哥一样。她精神病态的父亲，疏于管教他们的母亲，以及哥哥，他们都有权捣乱、顽皮、孩子气，唯独芭芭拉不被允许。

芭芭拉新表现出的这些方面：以邪恶的眼光看人；留着短发；和闺蜜出去玩；也会因琐事发脾气而不再装作个好母亲；这一切让她感到困惑。她曾习惯于给心灵化妆，就像她曾经给脸上化妆一样。

芭芭拉深信，她是一个没有吸引力的女人。事实上，她觉得自己好丑，如果她不精心地搭配自己的衣服和打扮妆容，像现在这样穿着运动外套，就不会有人对她感兴趣。另一方面，护理人员和病友的存在，给了她吃惊的反馈——她在自然状态下竟然是个更有趣和吸引力的女人。

芭比那些事

芭芭拉展现的是一个复杂的自我，从极度关心他人的人，到易怒报复心强的女人，她可是会用木槌砸碎自己双手的狠角儿，同时也是个好玩的人，就像青少年体验自己的不同方面一样。她在这个阶段有一个有趣的重建，告诉我她需要做"芭比那些事"。她和我都注意到，重建的过程并不是变成熟知的芭比娃娃，而是变成她亲爱的侄女芭比——一个她深爱也许还嫉妒的女孩，因为她拥有芭芭拉没有的东西。

大约一年半的时间里，当她小心翼翼地尝试做"芭比那些事"时，把她推到解离边缘的愤怒持续出现。随着对这些事件的不断探索和重新审视，对我和芭芭拉来讲，被细微的自恋伤害而触发这些非常不寻常的陈述变得更加清晰。

当她感觉到对她的"善事"不尊重或不肯定时，她会变得非常受伤，但会压制它。经过一系列这样的伤害，她突然半解离地愤怒起来。受伤的时刻很难找到，因为芭芭拉已经在那一刻相对麻木了。因此，当我们试图找到芭芭拉受伤害的时刻时，我们试图降低她的心理痛阈。

随着时间的推移，芭芭拉发展出一种能力，在不压抑它们的情况下体验这些伤害，在需要的时候通过合适的攻击表达她的伤害或报复，并开始拥有所有这些内在的体验和反应，这是属于她的。她正在改变叙述，现在能够省略"解离"的各种"原因"。她与工作人员和病友进行了激烈的争论和斗争，而她并未被争论的人凶残地报复，这帮助她明白并非所有的分歧都是你死我活的，它们是分级的。芭芭拉通过与治疗社区的互动，发展出对于"恶"的修复意识。

接下来一年是芭芭拉在不同的表现之间游离的一年；善的、恶的、好玩的。但到这时，她和我已经见证了这些模式好几次了，所以我们正在培养一种能力，即在她不同的生存模式和行为模式下观察她。因此，她更有能力在此时此地进行分析/解释的探索。断断续续地，治疗领域开始改变；这些游移变得不那么频繁，失去了力度，在善与恶模式之间开始出现不同的表述。芭芭拉变得更加宽容别人和她自己，利他主义和报复心都变得柔和。她不再把自己的生活视为不断修复自己的任务/工作。她开始享受生活的乐趣。

最后的危机和治疗终止

当我们商定终止治疗日期时经历了最严重的危机。她告诉我们出院后她要去拜访一位她关心的老邻居，这位邻居得了阿尔茨海默病，现在搬到养老院了。我接到她的一位病友的电话，说芭芭拉曾经告诉过她，自己会在出院后一周左右自杀。即将结束三年我觉得颇有成效的治疗，这个消息却结结实实地震惊了我们。听闻此事，我们提出几个关于这个突如其来的结果是如何发生的假设，也询问芭芭拉以自杀来威胁我们时，她到底是怎么想的。

芭芭拉说，在与丈夫发生争执后，她对病友说出了要自杀的话，但现在不这么想了。她请求我们让她出院，别在意她说了什么。

我坚定地告诉芭芭拉不行，同意她出院会让我们良心不安。医院同事和我都非常慎重地对待她自杀的言论。她辩解说，也许这些话就是气极了口不择言。我告诉她，谈论自杀类似于威胁美国总统的生命，或者在机场谈论炸弹。这些话与情境无关，它总是代表它字面上的意思。她被激怒了，指责我们像她父亲一样暴虐。她说出这个愚蠢的言论，我们又怎么敢冒险让她离开。我反复讲我会和她一起面对，建议她再住院几周。

面对来自她凶残的攻击，我/我们作为一个团体也有短板和局限的时候。她内心深处的拒绝认同（disidentified）的部分火力全开地又回来了，她正在用新认识的人重新测试旧的脚本。

在经过一些持续性的治疗、家庭工作、护理和社区参与的讨论之后，这场危机平复了。她同意留下来，说等到头脑更清醒时再离开医院。她控制住她那凶残的攻击性并随后被逐渐消解，她并没有遭受同样强烈的报复，反而和我们一样被保护起来。这是一种终止性退行（termination regression，LaFarge，2014），需要她的团队和社区的参与。

接下来的几周是喜忧参半的过程：哀悼离开我和医院；祝贺和巩固她的进展；享受离开医院的感觉。她说："这里就像我丢失的青少年时代。"她坦白对我有性幻想，并对此感到非常内疚。我指出在过去的三年里自己是最接近她的男人，伴随着一些性幻想是正常的事。

芭芭拉感到很内疚，因为她现在比哥哥要好多了，哥哥还在滥用药物；她很伤心，也松了口气，不再是"所有人的母亲"了。她期待着回到家乡过更平常但更有内涵的生活。

几年后，我在一个校友聚会上遇见了芭芭拉。她似乎对自己的生活很满意。

对芭芭拉的反思

芭芭拉身上发生了什么？

作为临床精神分析师，我们对一系列行为习以为常；当患者割伤自己、自缢、暴食/催吐、威胁或企图自杀，我们觉得这是熟悉的领域，已有这种行为模式的临床理论来指导我们的干预。然而，正如芭芭拉的故事所说明的，还有另一类病态行为，我们对其思考会感到困惑。这些病理症状表现出现在那些适应性强、高功能的个体身上。他们的行为变化是突然的，没有任何明显的预兆。也许临床表现最让人困惑的是这些患者实际上有一种非凡的恢复能力，但恢复后还是会走回老路。

这些患者否认对特殊事件感到沮丧或者不记得发生什么了，但会报告说他们"失去了自我意识"，不理解他们自己的行为方式。芭芭拉接近病理性解离谱系（Loewenstein and Ross，1992），但依靠患者构建的内在经验，根据他们如何定义这些奇怪的碎片，我更倾向将这些插曲理解为自体感的崩溃，一个他们内心世界和人脉塌方的时刻，这个令人关注的现象与另一个概念"虚假自体"紧密联系在一起。

虚假自体

罗伯特·泰森（Robert Tyson）用"好孩子"这个词提出了一个令人深思的描述，部分适合芭芭拉的临床表现。他描述了一个临床症候群，"那些顺从的孩子，他们举止得体、成绩优异，但意外地出现了明显的优等生困境，随后这个问题的恶性程度越来越明显……这些好孩子后来成为颇有建树的成年人，他们做被教导的事，完成既定的目标。中年之后一些人逐渐感到内心的空虚，导致出现令人费解的现象，与他们常常光彩照人的一面形成鲜明对比"（Tyson，1996）。

伊丽莎白·蔡策尔（Elizabeth Zetzel，1968）的移情模式报告中分析某些"歇斯底里症患者"时指出了类似的现象。她说这些患者"不仅仅是被动的；他们也感到无助……尽管有种种缺陷，但他们往往是有吸引力的。聪明的女人用笑容和调情掩盖了她们的抑郁症状。她们主要的症状是歇斯底里式的……因此，在最初评估的时候，可能很难识别其抑郁的特征"。蔡策尔（Zetzel）将问题归咎于这些患者自我功能的发育障碍。她说，这种发育障碍是由于父母缺失或有心理障碍的父母造成的创伤，不幸和/或破碎的婚姻，严重而持久的疾病。"他们很少呈现出一段有真正涉及成就和同伴关系的过去。"

芭芭拉的表现参阅古典文献，契合温尼科特（Winnicott，1960）所普及的"虚假自体"的概念。患者在几十年的时间里，从外部看起来像恒星般稳定运行，但内部已经崩溃，陷入一种退行的状态，变成了她多年来管理自我形象的反面。玛格丽特·利特尔（Margaret Little）通过与温尼科特的分析精彩地记述了这个概念。

温尼科特认为，虚假自体是对真实自体的防御和保护。通过我粗浅的病理经验，我开始认为虚假/真实自体不是个精确的二分法，需要重新评估和重新定义。芭芭拉的动力学/遗传学以及她的治疗进展告诉我，她的这些症状表现都不能被概念化为一种真实的自体被一种虚假的自体防御/保护。

相反，这两个核心系统紧密相连，几乎连在一起。尽管它们相互起到防御性的作用，但都不是因防御才产生的。一个依赖的、报复心强的芭芭拉的潜在系统倾向于以激烈的态度表现出来，然后屈服于她一贯博爱的、关怀的自体。最重要的是，在治疗过程中，一个系统并没有取代另一个系统——相反，这两个系统的核心元素减弱了强度，合并成一个更有凝聚力的，通常是冲突性的表征系统。

根据我对这种精神病理模式的经验，我更倾向于用与临床相关的"好自体或坏自体"的方式来描述这些患者。从表面上看这似乎更像是一个语义学的问题。但是这个表述在临床工作中提供了一个不同的姿态，分析师可以平等地对待患者的各个方面而不是给他们贴上对错、真实或虚假的标签。

就像芭芭拉的故事所说明的那样，对我来说，这些分裂的善/恶（也译为好/坏）的表征体系是可以动摇的。两者都是强有力的动力系统，尽管一个被承认，另一个被否认。一个相关的病理类型可以被简单地称为"好自体"与"坏自体"。好对应于经典的虚假自体，坏对应于经典的真实自体。

自体与客体

此外，遵循"从来没有婴儿这回事儿"的范式（Winnicott，1947），我建议这个现象不应该从"自体"角度理解，如同在自体心理学中被密切关注那样（Kohut，1978），若从内化的"自体与客体表征"方面应该能更好地理解（Modell，1976；Kemberg，2001）。

自体与客体表征和其他

最后一点：当我们将分裂作为核心防御机制时，作为一个规则，它伴随着投射认同的过程。患者需要在周围人身上放置/唤起这些被否认的方面，因此，表征世界的一个方面是在外部创造的，无论是在患者的普通关系中，还是在治疗设置中作为移情性的重复。

芭芭拉在医院的移情模式是这一假设的有力证据。在精神分析取向的心理医院治疗过程中，芭芭拉有能力在治疗师和其他临床医师的身上唤起她的自体和客体表征，包括在治疗性团体——在医院的多个治疗分析领域。

这些并不是旧脚本的精确复制或重复，而是部分撤回。那些涵容芭芭拉失序的内在世界的客体被试图编码为纯粹的好与坏、暴虐的、不道德的或无私的利他主义；然而，医院里的客体和团体是"足够好"的，因此也就"足够糟"。

这种差异，即"脚本的部分唤起"，为芭芭拉提供了很多修复的机会，使得她产生周期性的表现，有机会跳脱出这些表征系统的束缚。当这些足够好/足够坏的客体部分地渗透到旧脚本的角色中然后再离开，芭芭拉缓慢地远离了极端的善良与邪恶——从过分的利他主义模范和攻击性的特质中移位。医院里有帮助的病友，以非解释性的方式提供了重要的场合。在这些场合中，她可以发展出像调皮、好玩这样非常重要的能力，一种在她的潜伏期和青春期极其缺乏的体验。

家庭——成长的土壤

相较于精神分析中研究较多的个体发展理论（Fonagy and Target，2003），学者对家庭发展理论明显缺乏兴趣。然而通过在医院工作发现，我们需要注意患者个体的发展应立足于其父母在各自的原生家庭的分化程度这一大背景下进行概念化。在严重病理情况下，患者父母与自己的原生家庭都没有完全的分化，通过分裂和投射性/内摄性认同这定义明确的防御机制，前几代未被涵容的矛盾/缺陷积累在既定的患者身上。默里·鲍恩（Murray Bowen，1978）和客体关系家庭研究者（Shapiro et al.，1975）也有类似的观察结果，而且可能不再被认为是精神分析思考的边缘话题。

我将带您回顾芭芭拉家庭发展史的一些细节，它展示了围绕着住院患者缺乏家庭三角结构关系以及平行代际传承的病理现象。这是关于病理机制的一部分。我是如何在治疗中实施家庭疗法、家庭治疗的技术，以及对家庭治疗的理解与实践将在第四章有关朱迪的部分阐述。

芭芭拉家族史——简要说明

芭芭拉的外祖父母来自拉丁美洲一个大城市，是中产阶级。他们在大萧条时期移民到美国，在这个过程中几乎失去了所有的财产，更糟的是，失去了所有的归属感。为了创造出有意义的生活方式来减轻在新国家的创伤性体验，他们经历了一段艰难的岁月，并想办法通过互相支持来形成一种安稳的感觉。几年后，他们在农场工作，又不失时机地开了一家小杂货店。他们有三个女儿，随着小杂货店的逐渐发展，他们能够为孩子提供体面的生活。两个女儿大学毕业，结了婚，并最终过上了中产阶级的生活。他们最小的女儿莎拉（Sarah）将成为芭芭拉的母亲，她的人生道路与众不同。

莎拉是父母的掌上明珠，一个迷人的小姑娘。她从姐妹和同龄人中脱颖而出。从小她就很有同情心，能敏锐地意识到家庭中普遍存在的悲伤感，担心她消沉的母亲和父亲，并把流浪动物带回家里照顾。让父母懊恼的是，这个可爱的小女孩在青春期末患上了神经衰弱症。从那时起，她变得稍显笨拙。学业上的严重困难导致她大学退学，对深造失去了兴趣，更糟糕的是，她迷上了毒品和酒精。

芭芭拉的外祖父母没有完全处理完他们在移民中发生的灾难。他们从家乡的中上层阶级沦落到在新国家成为农场工人然后成为小老板，这个过程既面临着巨大的机遇，也面临着巨大的敌意。他们家有一种难以言说的悲伤：芭芭拉记得外祖母泪流满面地听她们国家的音乐，还会在谈论重要话题时换用西班牙语。莎拉承担着父母那未被满足的依赖需求以及痛苦悲伤，发展成照顾者和无能者的分裂形象。她总是对别人的弱点非常敏感，后来她成了那个脆弱的、残废的人，需要别人的帮助来度过余生。

芭芭拉的祖父母来自中美洲。芭芭拉的父亲豪尔赫（Jorge）带着表哥非法越境到一个西南部城镇。他把父母和五个兄弟抛在身后，为的是日后发达了把他们也带到美国。当时的美国是个处于"二战"边缘的国家。豪尔赫——现在改名乔治——已经在农场工作了几年，战争爆发后，他和表哥一起参军，以此获得了美国公民身份。他参加过激烈的战斗，并在残酷的战争中折了一条腿，失去了表哥，以及失去在这个刚刚接纳他的国家萌芽的友谊（没能把家人带到美国，还折了一条腿，更惨重的是失去了表哥及友情，从战争中回来的他遭受严重创伤）。他被周围人形容为"轮椅上的魔鬼"——一个年轻力壮，为一点鸡毛蒜皮都敢跟任何人干一仗的人，这可能是患有创伤后应激障碍的表现。现在他独自一人试图重建自己的生活。为了到美国去，乔治高中就辍学了。他没有一技傍身，也没有语言基础继续接受教育，所以又回到农场干活。

在农场工作了几年之后，乔治遇到了莎拉。他们俩都背负着来自家庭不可调和的祸孽：强烈的独立和无尽的依赖交织的矛盾感，无私的利他主义和自私的社会病态（sociopathy）。他们是心灵伴侣：未受教育独来独往的人、残废的人，与原生家庭格格不入迷失在西南农场的荒野中。他们感受到了亲密，坠入爱河开始同居。乔治比莎拉大十岁。当他让她怀孕时，他感到非常内疚并向她求婚。莎拉接受了，随后两人结婚，婚后两人决定搬到另一个地方，希望翻开生活的新篇章。新婚夫妇住在一座大城市的郊区。乔治开始在一家小城镇的商店工作，而莎拉，除了履行家庭主妇的职责之外，还打零工——送报纸、打扫房子，收获季节在农场工作。这对夫妇有一个儿子和两个女儿，芭芭拉和利兹。

莎拉在料理家庭生活中的普通家务方面存在重大问题，她会为普通的母亲角色感到焦虑，比如为家人买东西、辅导孩子功课、做可口的饭菜。她得依靠姐姐和一位年长的邻居的建议生活。在幼小的芭芭拉眼里，她母亲是个谜；不清楚她是不称职还是对当家庭主妇这个角色不感兴趣。她的姨妈和年长的邻居像母亲一样，成了她可以依赖的对象。

父母沉迷于瘾君子的生活，但又有特殊的一面：与他们混乱的内心相比，他们对家庭陈设却要求非常苛刻，并把料理家务的事情交给了芭芭拉。他们不允许孩子们在屋子里破坏过分井然有序和干净的家。餐厅门被锁上，只供偶尔来访的客人使用；客厅里的沙发也被罩着，直到客人来访才将沙发罩拿下来，孩子们不允许坐在上面，所以孩子们只能坐在地板的垫子上吃饭，别扭地写作业。这似乎是一个悖论，实际与他们既松散又过分严苛的道德分裂感呼应，那是通过他们自己的创伤发展演变而来的。

芭芭拉有意识地反向认同（disidentifying）家庭中的"恶"。但与此同时，她也在无意识地内摄和认同给她投射的"善"。作为一个被投射者和投射者，她在母亲、父亲和哥哥身上发现很多的"恶"，结果就变成为一个缺乏明显攻击性的人，一个不断满足别人的依赖和需求的人。

她后来照顾着父母和哥哥，利兹和她的宝贝女儿，她似乎是"妈咪"。她为自己的这一面感到非常自豪。这个过程创造了一个扭曲的三代家庭结构。代际顺序颠倒了，芭芭拉的核心家庭却没有形成。

芭芭拉成为"所有人的母亲"，她父母明显的精神病性的生活方式逐渐消失。他们笃信女儿，又有些悔恨。母亲公开认可芭芭拉作为母亲和妻子的杰出表现。父亲会告诉她总是为她感到骄傲。父母改变了很多，以至于丈夫听到芭芭拉说起她父母混乱的过去会很惊讶。丈夫认识的是两位非常善良、有爱心、体贴的老人！

现在芭芭拉面临着一项艰难的内心挑战，重新注入父母过去几十年来所带来"恶"，并将"善"的部分留在心中，有些东西需要返还给父母。这内心的人际资源即将枯竭，加上利兹的女儿开始独立，开始有性生活，这一切让芭芭拉崩溃了。

第三章
心理医院中的团队和环境

（王昊飞　译）

目前为止，我们已经讨论了患者与个体治疗师之间的二元关系，以及患者背后似乎无所不在的家庭影响。现在，我们将重点讨论放在心理医院这样一个不同寻常的环境中，患者是如何与其他病人和工作人员一同开始治疗的。

我们曾工作过的心理医院要么完全开放，就像里格斯中心，要么是半开放的，像哈西佩德医学院和门宁格诊所。在那里病人根据他们的安全评估可以自由地进出病房。这些患者平均住院好几个月，有的甚至长达数年，他们接受心理治疗的方式从密集的个体治疗、精神分析小组治疗、夫妻和/或家庭治疗、密集的治疗护理，到环境干预，以及最先进的精神药物治疗和认知行为疗法、辩证疗法、行为疗法。

患者一旦住院，就会被分配给一个"团队"，这个团队由精神病学家、心理治疗师、心理学家、社会工作者、责任护士以及其他一些精神健康专家，比如物质依赖顾问或进食障碍专家共同组成。另一个重要的群体是病人的家庭，家庭成员处于亲密的关系中，并且他们是家庭工作中不可或缺的一部分。"环境"或"治疗性环境"这样吸引人的概念，包含了整体治疗方式。治疗性环境的重点在于关注内在世界和人际间的关系，以及群体现象，因为这三者不断地互相影响，彼此塑造。

在病人住院的过程中，自然会发展出强烈而独特的个体关系，并卷入复杂的群体关系中。这些个体和团体关系的存在提供了许多功能，比如安全感、归属感、分享感、责任和公民身份（Munich and Green，2009），这些都是医院治疗中众所周知的方面。但在我们看来，他们并没有对医院治疗的有效性提供足够的解释，因为他们绕过了阻抗、防御、重复、移情等精神分析的核心概念，这就是我们想通过与亨利的工作来分享这些构想的原因。

亨利——养育病人的村庄

亨利在一系列的住院治疗失败之后，终于在一家治疗性的动物农场里找到了一些安慰，他在那里工作了将近一年。他的同事们都很清楚他对待自杀的态度如同儿戏，毕竟，自杀对于在农场寻求安全庇护的这些边缘化的年轻男女来说并不是一个不寻常的话题。工作一整天后，晚间他们聚坐在篝火旁，谈谈生活中那些重要的话题，比如与父母的冲突、毒品、性、政治和自杀，没有人被关于生死的想法所困扰。农场里的亨利和他的朋友们脱离了现实生活，他们暂停下来，并追寻他们的心灵和埃里克森所说的"同一性混乱"（Erikson，1970）。

然而，在一个炎热的夏夜大家正准备睡觉时，出乎所有人意料，亨利被发现吊在一根树枝上。他们剪断绳子，把他放了下来。令人欣慰的是亨利还有呼吸，仍有脉搏。医护人员赶到现场，亨利被转移到当地的急诊室。在他的情况稳定后，被转诊到心理医院进行进一步治疗。

发展

在他父母的眼中，亨利有一个平凡的童年。他开始说话有点晚，但后来变得出奇地伶牙俐齿。他早期的家庭环境似乎很幸福，也很安全。他的父母相处得很好，收入不错，过着舒适的中上层生活。

在亨利6岁的时候，他的安全感破裂了。在他经历了小学入学时的兴奋和害怕的几个月后，他的父母就离婚了。亨利对这个混乱的阶段没有表现出强烈的反应，但从那时起，他就很难忍受离开他的母亲。

当他渐渐适应了一个支离破碎的离异家庭的孩子的生活时，他又受到了另一个创伤性的打击，就是他的母亲被诊断出癌症。幸运的是她存活了下来，但康复的过程对她和亨利都是异常痛苦的。这段时间母亲从亨利的生活中消失了，因为她在为她的生命而战。亨利的父亲再婚了，并愿意帮他。亨利在父亲的新家度过周末和暑期，尽管继母对他怀有善意，但在这个新家中，他仍觉得自己与这里格格不入、非常孤独，同时又害怕母亲的病情恶化，也无法与任何人诉说自己内心的苦闷。

亨利的母亲在癌症的恐慌消退之后开始了一段新的恋情，并希望建立一个新的家庭。从一开始，亨利与他母亲的男友相处就很困难，亨利很叛逆，也感到受威胁。母亲和男友之间的恋情也不稳定，他们经常争吵，偶尔会发生肢体冲突。

由于父母双方的家庭都缺乏凝聚力，所以亨利在小学时度过了一段非常艰难的时期。他易怒、抑郁、叛逆；学业成绩很差，无法融入任何一个同辈群体中。他接受了许多精神科医生的评估，得到了大量的诊断，服用了各种药物如兴奋剂、情绪稳定剂和抗抑郁药物，这些对他都没有任何帮助。老师认为正规学校并不适合他，因此他被送进了一所特殊教育学校。

当亨利进入青春期时，他茫然无措，感到自己作为一个学生很失败，还被诊断出患有精神疾病。他无法找到一种方法，把自己定义为同龄人中的一员。亨利在篮球中找到了一席之地，他在这项运动上非常有天赋，他把所有的业余时间都花在基础练习上，跳投、勾手、带球，并且在团队比赛的所有个人技能上都表现得非常出色。他被初级校队录取，成为一名明星，并进入了高级代表队。然而，他的身高相对于他的同龄人仍然较矮，因此尽管他有令人印象深刻的运动技能，但他是一个糟糕的团队球员。当他必须领导团队并担任"团队领导者"的角色时，他就不知所措了。因此当他即将到达高中体育生涯的顶峰时，却不幸失败了。另一条路就这样被堵住了。现在，他感到在班上他就像个"蠢蛋",在他最喜欢的运动上他也是一个"失败者"。

亨利很痛苦,在学校里感觉自己缺乏归属感,在家里他也感到非常孤独。他加入了附近的一个不良少年群体的"滑板团体"。他和这些新朋友玩滑板、喝酒、吸毒,认为这样能使自己从灾难性的孤独感中解脱出来。酒精和毒品的欣快感、群体的归属感给予他一些安慰。

在大四的时候,亨利爱上了班上一位同学。他们有一段长达一年的断断续续的恋爱关系,然后她却出乎意料地突然离开了亨利。这把亨利推到了崩溃的边缘,他倒下了。这是一个熟悉的重复的主题:首先是他的父亲,然后是他的母亲,现在他的第一个爱人抛弃了他。他变得非常沮丧,滥用毒品和酒精,并多次企图自杀,这也导致了以后长期的康复治疗没有任何效果。治疗农场目前似乎是解决他无尽困难的好办法。

在农场待了一年后,他又企图自杀,这让亨利的父母在情感上和经济上都很耗竭。亨利究竟怎么回事,没有人知道,每个人都不知道该如何帮助他。

医院中的亨利

亨利在医院里一度很悲观,认为没有人能帮助他,因为他之前多次的治疗失败都证明了这一点。到目前为止,他只能在街头买来的毒品中找到一些安慰,这让他相信他肯定有某种"生物/化学失衡"，只能通过其他药物来纠正。他觉得自杀是他唯一的选择。

在住院的第一周，亨利有一大堆不同寻常的躯体主诉。他会对任何躯体上的感觉感到恐慌，不明原因的腹痛、轻微的头痛到皮肤损伤都会引起强烈的焦虑，他会紧急呼叫内科医生。内科医生会频繁地为他做检查，有时一天不止一次，这比病房里其他的病友多很多。病房里的人都是年轻人，患严重疾病的风险很小。内科医生和他的同事是一组很有能力的临床医生，他们习惯于在精神治疗病房这样的独特的水域中航行。他们会再次确认他没有事并安慰他，但过不了多久，亨利又会打电话向他们询问病情。

亨利通过他的身体来讲话。在他十几岁的时候，母亲受到了危及生命的折磨，这使她的身体成为被关注的焦点。考虑到这样的背景，亨利的这一表现是有意义的。而后来他与动物之间的依恋，只能通过肢体语言表达出来，可能是这个主题的延续。当一个人的身体面对如此致命的威胁时，他会失去语言的能力。在医院里，他可能是再现了他与母亲身体早年的创伤关系，再现了他混乱的、不断发展的青春晚期的身体，以及他与动物的修复式关系。

当医疗小组关注于亨利的躯体症状时，他又有了一个不同的表现。他开始经常发脾气，似乎不知道从哪儿冒出来的。他不安的时候，很难去安慰他。他深信没有人关心他。如果工作人员不注意他的情绪爆发，他会抱怨说他被忽视了。如果工作人员照顾他，要求他去一个安静的地方，他心里又会认为工作人员嫌自己烦，他又会说"他们只关心自己的舒服"。如果工作人员试图让他平静下来，他会更加沮丧，因为他觉得他们把他当作"小孩子"来对待。无论哪种情况下，工作人员都被认为"非常无能"，这是医院生活中很常见的悖论。

工作人员初步将这个阶段客观地、笼统地描述为"挫折容忍度低"和"愤怒管理问题"。我作为他的精神科医生，对这些描述感到有些不安，但仍然带着这些观点去理解亨利。因此，我们将从一般的诊断假设开始，最终希望发展出我们对他个人的理解。

亨利在团体中很容易感到不安。他会因一个同伴或团体老师的评论火冒三丈，然后冲动地离开团体。一些工作人员认为他是鲁莽的，倾向于付诸行动，另一些人认为他充满敌意。工作人员想知道我们是否能帮助他，指出他之前的多次治疗失败，以及他目前对我们的治疗缺乏依从性。工作人员正努力帮助病房中那二十八个陷入困境的心灵，对他们来说这并不是一种寻常的初始反移情反应。

最困难的地方可能是亨利无法对所发生的事情进行反思。他对自己或其他人的想法毫无兴趣，他认为没有人能理解他，他也不能理解自己或别人。作为他的治疗团队，我们仍然很遗憾，我们对他的心理工作机制仅仅有一个原始的理解，勉强比一般的诊断假设多了一丁点。

当我在常常混乱和疯狂的临床工作中，偶尔思绪宁静的时候，我想到亨利也许是尽他所能地参与到治疗当中，并游走于婴儿般依赖和反依赖之间，在我与亨利不断的治疗性谈话中，我想引入一些新的词汇来促进对这一过程的理解。

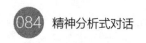

与亨利的治疗性对话

　　我与亨利的治疗性对话本质上并不是心理治疗，而是一种心理发现的邀请，我们一起努力去探索，去理解在他身上发生了什么，现在怎么了，以及"为什么"。我试图帮助他思考他的角色，他是如何在书写自己的故事，而不是把我自己变成一个心理动力学治疗师。

　　对亨利来说，弄清楚"为什么会发生"，以及他对此做了什么，无论是有意识的还是无意识的，都是治疗对话中最困难的也是最重要的方面。如果他意识到自己造成了这个问题，他会感到非常尴尬和内疚。然而，这些也是让自己感觉更好、为自己和自己的行为感到骄傲的先决条件。此外，我认为对内疚、羞愧和骄傲时刻的识别，会导致情感强度的减少，并有可能改变他固执的思维，扩大他的"无冲突区（conflict free zones）"，他的"操控感（agency）"或他的"权威感（authority）"，用哪个术语取决于你是哪个精神分析学派。

　　基于这样的治疗性假设，我们的治疗团队，在既往的材料中识别出一些核心的主题：亨利的父亲"抛弃"了家庭，他的母亲为她的生命而战斗，亨利恐惧母亲的死亡，与母亲的男朋友之间充满挑衅的关系，与同父异母的姐妹和继母间的矛盾情感，对动物农场的非矛盾性的依恋。农场成为一个重要的、结构化的隐喻，就像亨利为他生活中的困境找到的折中的办法。这里是无条件接受他的地方，他不会被抛弃，而是被一群朋友和动物围绕着，他感到了一种深深的连接。如果一个人打算忘记他的消极治疗反应，那么他为什么试图在如此舒适、安全的地方自杀就成为一个谜，尤其他正在发展新友情。

日益成熟的叙事

尽管亨利对疾病的想法和我们的不同，但是他开始慢慢地发展，并逐步使他初步的构想复杂化，从说"我有情绪失调的问题"到形成一种更复杂的语言表达方式。作为治疗联盟，我们正努力寻找彼此相互沟通的语言。亨利开始认识到他发脾气的原因，包括在他的叙述中的其他人，尽管那时他还没有提到任何具体的人。描述中有感受，简言之，他不是一个固定在过去的人，不是能简单概括的，他有他的过去和未来。

当亨利对他的个人史进行更复杂的叙述时，我认识到他所依赖的防御性因素。当他反思正在发生的事情时，很明显他仍然对别人的帮助感到深深的矛盾。当他人提供一些意见或帮助时，他会大声说，没有人能为他做任何事。

不出所料，矛盾的另一面就是亨利经常因他的临床团体感到沮丧。他抱怨说，有些成员在他需要他们的时候，没有向他伸出援手。他感觉自己像是一匹被困在马厩的野马，就像他在农场里照顾过的那些马一样。这个比喻是恰当的，他感觉自己就像一匹马，我们是那些试图驯服并骑他的人，他在逃跑、踢腿，不屈于被驯服。作为工作人员，我们同样也想知道在医院这样的马术竞技中，谁是马和谁是牛仔。

亨利拒绝承认他人的重要性，尤其是可能会对他产生影响的小组成员们。我们不是那些可以和他一起思考的人，我们只是他的部分功能，这就是精神分析术语中所谓的"部分客体"。男人和女人，医生或护士，周围的这些人只是需要等待他冷静下来，给他药物治疗，听他说话，因为我们挣的就是这份钱。

作为治疗团队，我们试着从另一个侧面去理解亨利的过去发生了什么，以及在医院的微观世界中，他的生活又如何被重新展现出来。他的社工见证了他在团体和家庭治疗中的工作，并告诉我们亨利觉得"他的生命受到了不公平的对待"。在团体治疗的过程中，亨利说从十岁起他就开始抑郁，那时他的母亲被诊断为癌症——这是个困扰他们的生活多年的疾病。他还讲述了他受到母亲的男友身体/情感虐待的辛酸故事。病友们对他的抑郁症可能与癌症和虐待的创伤性经历有关的看法深表同情和支持。

环境和团队

当亨利对治疗团队的敌意达到顶峰时，他就与一些同伴产生了友谊。这种模式与他在青春期的历史很相似，他与父母的冲突越激烈，与朋友的关系就越和善。值得注意的是，亨利一直努力与同伴或工作人员建立亲密的连接，某些人可以和他产生一致性或互补性的认同（Racker，1968），有些人看上去和他相似，或者有些人看起来就像他的过去的某个重要他人。他的一对一关系也和他在团体中的关系一样，仍然是试探性的、不成熟的，这也让亨利感到精疲力尽。他会经常在房间里隔离自己，并通过阅读恢复。

在亨利与工作人员互动的这个新阶段，他在平静的愉悦和痛苦的不满之间摇摆。他有时会说，他很高兴自己被送进了这家大医院，但又很快地转变，宣称这家医院浪费了他大量的时间和金钱。亨利持续变化的行为激起了工作人员的强烈反应。护理人员抱怨说在怎样对待他的问题上茫然无措。来自不同工作人员的挫败、愤怒的信息淹没了我们的电子邮箱。在团队工作会议期间，我们对他展开了无休止的讨论。

在我们拼命地想要搞明白他情绪爆发的时间时，我们发现他大发脾气主要是在晚上换班或周末的时间段，那是一个缺少组织的时候，而且他的主要团队成员都不在身边。当我们意识到这一模式时，就到了转折点。

阿比盖尔——医院中的第一个移情者

阿比盖尔是一位有能力的、富有同情心的高级护士。她与亨利的关系在日常的工作接触中不断恶化。一次晚夜班期间分发药物时，阿比盖尔怀疑并询问亨利是否在嘴里藏药，亨利大发雷霆，并指责阿比盖尔像他的母亲一样对待他。阿比盖尔则声称这是常规的临床询问。亨利以其典型的方式来回应，在完全否认事件和为所发生的事情找些借口的方式中来来回回。例如他会说"最近他对服用药物感到焦虑"，"度过了糟糕的一天"，"没有收到他女朋友的来信"。他很难承认自己试图不好好服药的事实，相反，他对阿比盖尔产生了强烈的不满。最后，亨利找到了这个特定的人，阿比盖尔，他的主管护士是他的第一个移情对象。

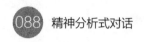

环境的力量

在亨利住院的第三周，一场风暴把移情的压力从医院转移到了外部世界。亨利的女朋友打电话告诉他，她要和他分手，并承认她在他住院期间一直在欺骗他，这个意外伤害太大了。

亨利被激怒了，他撕心裂肺地吼叫，诅咒他的女朋友，并威胁要自杀。他怒火中烧，到处乱踢桌子和椅子，挥舞拳头在墙上砸出洞来。他失控了，把工作人员和其他病人都吓坏了，此时，我们发出了求助的信号，来自其他病房的保安和工作人员纷纷赶来支援。大量聚集的工作人员使亨利冷静下来。他说他已经"情绪失控"，"感觉被引爆了"，然后边道歉边走向他的房间。

这是一个关键时刻。治疗小组召开了紧急会议，讨论了当前形势和亨利的总体治疗情况。临床工作人员对他的进展相当悲观，有一些人认为我们这里不适合他，他必须被转移到我们的亚急性监护病房。一些成员认为我们应该把亨利转移到封闭式病房。在临床工作中，关于遵循什么临床路径经常导致激烈的分歧。药物滥用顾问与亨利有着最密切的连接，他能够平息团队中激烈的讨论与争议，在他的帮助下，尽管事件本身很激烈，但我们还是决定"慢慢来"。

一场团体会议就此举行，亨利也出席了。关于亨利近来的暴怒引起热烈的讨论，有来自同伴的广泛回应，有些人对他产生了共鸣，而另一些人则表达了对他的愤怒和恐惧。工作人员公开表达了他们对他无法令人接受的攻击性的担忧。团体并没有鲁莽行事，此刻他们对亨利极端的攻击行为表现出了坚定的界限。亨利对发生在他身上的事情以及他对别人所做的事情感到困惑、深受伤害、愤怒和尴尬。所有这些对他来说难以承受，他要求出院。

接下来，我们面临一场"海啸"。一些病友来找我们表示支持亨利，并提到他的歉意、他的苦难经历，以及他与同伴之间的关系的萌芽。他们热情地告诉我们，他来这里是有原因的，我们不能放弃他。然而，另一些病友把我们围在病房的一角，并表达了我们没有立即请他出院，他们是多么失望。他们对我们的不作为非常不满，因为他们认为亨利的极端攻击性是不可接受的，他需要表达他的情感，而不是用行动把情绪发泄到他们身上。更糟糕的是，一些病人表达了对他们自身安全的担忧，并威胁说如果亨利被允许待在这里，他们将会出院。亨利的父母用电话、短信和电子邮件轰炸了治疗团队和管理层。我们感到被来自医院不同地方的相互矛盾的请求包围了。与此同时，亨利仍然非常愤怒，根本无法进行任何治疗性的对话。他对父母在出院问题上的犹豫不决感到愤怒，并认为他的家人和整个医院都在控制他。

当暴风雨平息下来后，治疗团队与亨利会面，并就已经发生的事情提出了另一设想："亨利感到深受伤害和困惑，陷入了悲伤、愤怒和复仇的混乱之中，就像其他类似的创伤所造成的那样。他的反应如此强烈，这无异于朝自己脚上开枪，使自己寸步难行。这是可以理解的，却是不可接受的，如果亨利有意愿待在医院里的话，他必须做点什么来修复他的关系。"

亨利和院方都同意这个设想，并提供了弥补的解决方法。亨利与治疗团队成员和他的病友们之间开展了一系列的对话，讨论发生了什么，以便弄清楚他是如何导致这场暴怒的。作为一种治疗系统，医院全体动员起来，在个体治疗中以言语来解释，在更大的团体中以行动来解释，对他的攻击性行为的不可接受的方面作出回应，而不是进行报复，并帮助他重新内化一种被修正的攻击形式。

当亨利开始一系列的谈话时，他退行到了将注意力集中在他的身体上的阶段，这个阶段是在准精神病性水平上，他对性传播疾病感到恐惧，并且反复想要检查。然后，大量的身体主诉接踵而至，肠胃不适，膝盖疼痛，肩膀疼痛。在他攻击性爆发之后，亨利又回到了通过身体表达的方式。

与此同时，他的家庭治疗师、个人治疗师和主管护士都对他们与亨利的工作感到不满。他们对他持续不断的情绪爆发、治疗联盟的缺失以及不愿对自己的想法感到好奇等感到厌倦——总之，他没有能力参与治疗。

有趣的是他的保险公司批准了他住院治疗。这是一个非常罕见的事情，这位保险审核员认为这是一个"复杂的案例"，他建议我们在他不能很好地容忍变化的时候，给他一些时间来接受治疗。

从他的治疗团队到保险公司，每个人都感到无助，就像亨利自己一样。

转折点——新的和足够好的客体

在这种四处弥漫的挫败感中，亨利仍然在抱怨他的主管护士阿比盖尔，阿比盖尔也表达了一种深深的沮丧感，因为不管她怎么努力也无法帮助他，这听起来就像亨利的母亲一样。一些护士也评论说，亨利在谈身边的主管护士时就像在谈论他的母亲。他和他的主管护士陷入了僵局，这是一种既无法理解也无法解决的负性移情。在对这个案件进行了彻底的回顾并就此次的治疗僵局寻求了外部咨询之后，治疗团队决定将亨利指派给一个年轻的护士埃米莉，因为在他们偶尔的对话中，他似乎更舒服一些。

埃米莉是一个随和的人，但在需要的时候，她也以坦率和坚韧著称。她喜欢亨利，而且比大多数员工对他那令人恼火的一面更宽容。她会谈论他，就好像在谈论她那陷入困境的孩子："我觉得他是个混蛋，但我看得出他受伤了。他需要帮助，但同时拒绝你提供的任何帮助。"她有能力去倾听，并听懂亨利说什么，也能确保持续地关注他的问题。亨利生气时，她并没有轻易感到沮丧，而是幽默地去对待，亨利的反应很好。

埃米莉对亨利的需求有一种直觉，这种直觉能够评估并拿捏好亲密与留有私人空间之间的分寸。"亨利在我们开始谈话的时候是易怒的，但当我允许他这样做的时候，他倾向于敞开心扉。我让他知道，当他有空的时候，我想和他谈一下，然后确保即使他不来找我，我也会去找到他。我相信，他希望感觉到你很在乎他，但不要表现得过分强势。在整个轮班期间，我和他短暂接触了一下。随着时间的推移，他开始接近我，让我知道他在做什么……当他感到沮丧时，我并不坚持要他说出来。我让他知道，等他准备好了，我会在这儿等他，他通常会晚点来，会道歉，然后谈谈话。"

埃米莉直觉地知道如何对亨利"足够好"，因此有能力成为一

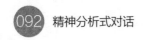

个"新的客体"（Winnicott, 1960; Loewald, 1960）。

在这样的情形中，另一个新的客体——萨姆出现了，他是成瘾问题的顾问。萨姆比亨利大一点，在亨利住院早期就和他建立了友好的关系。萨姆会在主休息室外面漫不经心但是有规律地和他见面。他们会聊聊共同的兴趣爱好，比如足球，他们会相当粗暴地打乒乓球，像两个年轻人一样打打闹闹地比赛。就像萨姆所说的那样，他们会"疯狂打球"。

亨利渐渐开始和萨姆谈论自己，表达他生活中许多方面的愤怒、怨恨和悲伤。萨姆作为一个熟悉生活艰难的人，会倾听并做出一些共情的评论，而且偶尔会就他的故事表达一个不同的观点。例如，他会指出亨利的愤怒，以及愤怒是如何导致他的挫败的。萨姆聪明而耐心地在好友关系的基础上建立了一种治疗关系，与艾尔的工作的最初阶段相似。他的善意和吸引人的家长式的态度帮助亨利理解他和他人的想法（Allen et al., 2008），因此他有能力像其他人一样开始行动，有想法、有能力去思考，当然行动也会产生一些后果，其中有些是不愉快的。

另一方面，埃米莉和萨姆为亨利展示了一个如何与成年女性和成年男性建立联系开展交流的模板。这是亨利一生中所缺少的三元结构，他在医院里得到了它。

同伴移情

随着亨利变得更加开放，他与工作人员的对抗也越来越少。与此同时，他开始与一些病友建立起更密切的联系。他和病友杰克的同伴关系对他来说尤其重要。他们常常在门廊上待好几个小时，抽烟，喝咖啡，亲切地谈论着他们生活中的许多方面。

杰克是一个与亨利有相似背景的年轻人，两人最初对治疗有着非常相似的态度。然而，让亨利嫉妒的是，杰克现在谈论的是他的治疗进展如何好，他一直在稳步改善，他对治疗团队充满了信心。有趣的是，杰克的治疗团队和亨利的一样！

亨利为了认同杰克，他与治疗团队和更大的团体建立联系，并开始与其他病友接触，他变得越来越舒服。他的主管护士埃米莉很好地总结了这一转变："在治疗开始的时候，我认为亨利并没有意识到他在给大家一种'不要惹我'的感觉。因此，他的病友们都不愿意接近他，但他把这些理解成'周围人他妈的根本就不在乎我'。随着时间的推移，他变得柔和起来，也开始看到其他人在苦苦挣扎。"我们都同意埃米莉的观点，亨利正在发展一种共同性（commonality）和归属感，然而我们不得不承认，为了保持他的自恋，亨利很快就给自己加了一个限定语："没有人会像我一样挣扎。"

你觉得电影怎么样？

在亨利住院大约六周以后有治疗的另一个关键时刻，叫"诊断会议"。此时亨利会听到整个治疗团队对他的看法。在医院里，诊断会议通常被称为病人故事改变的时刻。治疗小组整合几周来的观察，并提供一个新的假设，从而为亨利提供了一个机会，让他可以通过这个新的视角来考虑改变他对自己的认识。

亨利开始住院时认为自己是一个瘾君子、"失败者"和"蠢蛋"，他幻想治疗团队会对他做出相似的评价，这将会是个耻辱的时刻。令他吃惊的是，所有可怕的预感都没有成真。亨利完全同意治疗团队的叙述。他感觉到自己被人理解。

第二步是召开包括父母在内的诊断反馈会议，第二步是一个契机，能够将我们通过大量工作提出的新假说提供给亨利和他的家人。亨利积极参加了家庭反馈会议。在众多主题中，他谈到了他的孤独，以及他母亲的男友带来的痛苦，他觉得无法容忍他。他对母亲什么也不做表示了愤怒，尽管她见证了他所遭受的痛楚，却没有保护他。我们谈到了他母亲在那段艰难时期所经历的类似的无助感。亨利的母亲起初看起来很急躁，很生气，相当固执，后面却泪流满面地责备自己"应该更多地帮助他"。我们提醒她，当亨利在与酗酒/毒品和抑郁症这样难以克服的问题斗争时，可怕的癌症正折磨着她。我们建议她回顾一下她自己和其他人关于"责备"的想法，也许可以通过厘清每个家人各自的问题的方式，减少她对自己的责备。这是假设中的关键因素，我们帮助他们建立一个更健康的立场，而不是从无所不能到无能为力，从浮夸的责任感到放弃责任感。

当亨利谈到自己在学校的失败时有一种深深的羞愧感，他的父亲分享了在成长过程中感到自己愚蠢、痛苦的经历，在人际交往中的挣扎，以及他如何努力弥补这些缺陷。他父亲的自我暴露似乎使亨利更容易谈论自己的痛苦。我们还讨论了当时他的父母所面临的生存困境，包括离婚、健康问题以及后来他们之间的关系问题。当治疗团队把每个家庭成员都聚在一起的时候,每一个成员都能够深入内心去对话。

会议结束后,亨利似乎松了一口气。他继续与治疗团队成员谈论他的生活经历和他所面临的挑战。他和他的父母度过了一个愉快的周末,他们对目前的治疗状况非常满意。作为一个团队,我们设法提供一个叙述,在这个叙述里,所有的家庭成员都感到能被理解,负有责任,而不是被指责。

巩固新的故事

在这个治疗的重要节点之后,亨利的暴怒消失了。即使他还是很容易感到挫败,但是当他有一个强烈的反应后,他能够接近工作人员并道歉。最重要的是,他愿意开始对话,探索导致暴怒的原因,允许我们和他建立一个相互分析/反思的空间。

在这里,亨利与几个病友的友情加深了。他告诉护士埃米莉,这是他有生以来第一次感到自己有朋友,感到被接纳和被尊重。除了与杰克的好友关系外,亨利终于有了一种不通过酒精或毒品就可以获得的归属感。

在亨利住院的最后几周,他产生了另外一系列躯体问题,并经常要求看内科医生。然而,与早期不同的是,他现在能够注意到他的躯体症状与他总体的焦虑程度成正比。他经常与治疗团队和员工谈论他的担忧,而不再鲁莽行动。例如,他确信他的父母会不征求他的意见,代表他做决定,安排出院后的后续护理。工作人员和团队成员耐心地倾听，但质疑他的确定性，因为他的父母都没有对这个问题发表任何意见，而且他们似乎很尊重医院流程。令亨利感到惊讶的是，家庭会议进展顺利，尽管亨利发表了挑衅性的言论，但他的父母还是听从了家庭治疗师的指导和建议。亨利最终平静下来。

我们可以在小组中观察到平行关系的发展。亨利在小组中变得更加能容忍不同的观点，而不是鲁莽地离开小组。有几个老病人出院后，他就成了团体中最资深的成员。他能够同情和反思他人的故事，在群体中做出明智的评论，并赢得新入院者的尊重。

当工作人员用幽默、支持和耐心接近他时，他的悲观主义似乎有所松动，工作人员避免直接压制他的自恋，但一直在挑战它。他更加对工作人员的帮助表示感谢。

亨利的个人治疗师萨曼莎报告说，现在亨利在反思自己的行为和思维的方式上有了巨大的改变。他允许萨曼莎对他发表一些评论，并同意其中的一些。他们探索了在他用吸毒麻痹自己的情感很久之后，如何能够表达他的情感。他们还讨论了他的自我破坏能力，以及他压抑自己的情感直到爆发的倾向。

亨利与萨曼莎分享了在医院里女朋友和他分手时，他感受到的背叛、愤怒和羞耻，以及在成长过程中的被遗弃感。另一个经常出现的主题是他被父母控制的感觉以及这个被控制的动力系统是如何运行的，他们谈论了亨利被拒绝的恐惧以及内在的羞耻感导致他忍不住发怒，因此当他实际上在寻求一种连接的时候，却把人们推得远远的。这种动力似乎也在个体治疗中不断重复，但随着时间的推移，渐渐变得不那么明显了。

就像萨曼莎观察到的那样，甚至亨利在生气的时候都会变得越来越反思自己的言行。她注意到"愿意留下来，欢迎他回来，当他迟到的时候给他打电话，并坚持到最后一次治疗"，这些可能会强化他的重要性，尤其当他对自己的渺小感到痛苦挣扎的时候是很重要的。最终，这种治疗取得了效果。

亨利开始和他的成瘾问题顾问萨姆直接谈论他将药物作为情感管理是一种不良应对。萨姆就成瘾的生物学、复发的风险以及如何维持他的康复对他进行了教育。

在我们工作的末期，亨利对发展一种有意义的生活方式表现出兴趣并且很激动——他对他的父母和父母之间的挣扎，以及他吸毒的后果有了更多的察觉。

亨利在经历了几个月的高强度的中期住院治疗之后，在我们的回归社会计划中待了大约一年，巩固了他所取得的疗效，并从高中毕业。

对亨利案例的反思

作为团队规划来改变叙述风格

在医院里，应用精神分析的一个重要方面是试图改变病人的叙述风格，从单一的、一维的、生活在真空中的叙述，到一个复杂的、多维度的叙述。他是连续发展的，并和其他重要的人生活在共同的背景下。关于亨利的会议是对这些努力的总结,团队合作是这一努力的核心(Krikorian and Fowler,2011)。整个团队通过整合来自不同治疗场所的信息片段,为亨利和他的家人提供了一个不同的、复杂的、多维的叙述。

这种方法试图说明每个人都是正确的,也都是努力的,但这种方法也并不排除批判的必要性,实际上正需要批判来表明每个人在不同领域可能会有不同做法,以及在未来如何做得更好。这是一个承认家庭成员相互联系的过程,一个包容和宽恕的过程。

从技术角度来说,核心的立场就是与所有家庭成员保持一定距离,核心主题是帮助他们从全能和无能之间摇摆不定的立场转变为理性的立场,这个过程也有犯错误的风险。

亨利的故事证明了环境的重要性,也证明了治疗性团体的重要性。治疗性团体的概念有一些创新点——从英国到美国门宁格诊所的实验(Jones,1953;Main,1957;Menninger,1939/1982)。多年来,它已成为心理医院治疗中最有效的治疗方面之一(Munich and Green,2009)。事实上,在心理医院接受治疗的大多数患者会报告说,这是他们治疗的最重要因素,一些研究也证明了其有效性(Heede et al.,2009)。

治疗性团体是一个总体概念,让我们把生活在同一屋檐下的工作人员和病人看作具有共同性的平等公民。在这个小村庄里,除了工作人员定义所做的之外,我们还展示了我们平凡的一面,移情和反移情。同样,医院中的病人不仅仅作为病人的角色,更是一名普通人。

"治疗性团体"或"环境"的概念并不是抹去工作人员和病人的差异，而是使医院内的所有成员平等化，治疗关系和公民意识之间有趣的辩证关系也促进了病人客体关系模式的再现。

最重要的是，这些不仅是二元的母亲／父亲的关系模式，而且是小家庭和大家庭里人的关系模式，以及客体关系的历史，它们被内化在普通人的生活层级里，我们都生活在这样的环境中，比如学校、邻里等。因此，心理医院提供给我们现实生活的最好的复制品，在这里我们可以自由地重建我们的内部世界，注意、检查，并增加新的、更适应的模式。

环境中不可解释的改变的力量

在精神分析的二元空间中，我们珍视语言。然而，有确凿的证据表明，除了语言之外，还有一些重要的因素在起作用（Scott，1998；Gabbard and Westen，2003；Gilmore，2005； Boston Change Process Study Group，2010）。简的小故事说明了在心理医院这样一个如同村庄的地方，通过同伴关系和群体过程呈现出的不可解释的改变的力量。

简

简是一个单身女性，五十多岁，也是一个成功的生意人。她主动要求住院治疗，主诉是需要在"行为的洞察"方面寻求帮助。

这是一个发人深省的构想，在长达十年的精神分析过程中，她对自己有了相当深入的洞察力，她感到治疗挽救了她的生命。在精神分析的帮助下，她摆脱了弥漫的无望感，使生活有了希望，并回归到富有成效的工作中。然而，在多年与她的分析师的有益的工作之后，最近她感到在生活中停滞不前——在她的慈善工作中、在她的爱情生活中、在她的分析治疗中均如此。简一直担心她的命运会与她父亲相似：当简二十多岁的时候，她的父亲曾有一次严重的自杀未遂，使他在余生中一直处于半瘫痪状态。她的分析师建议她寻求心理医院进行治疗。

简曾有过被忽视和身体虐待的个人史，也有过傲人的成就。支持弱势青年是她的信仰，这也是她投入大量时间和金钱在此事的原因。

在医院里，简与一位认知行为治疗师合作，他积极引导她探索自己真正想要的生活，然后帮助她坚持这些价值观。这项工作的一部分包括是什么原因妨碍了她过上真正想要的生活，以及如何解决这些问题。治疗师为她提供了一些自我的功能，并针对她那些由于强迫性穷思竭虑所致的优柔寡断行为积极开展工作。简也参加了一些精神分析的团体治疗，这使她处于一个更大的系统，一个治疗环境中。

这个环境是由像简这样成功的专业人士组成的，他们经历了类似的危机，需要对他们的生活进行彻底而痛苦的探索。这样的环境让她有机会与年龄相仿的专业人士分享她的经历，这一过程帮助她扭转了孤立的倾向。此外，由于在住院病房里，有膳食的规定，也有护理人员照顾她的躯体情况，并提供24小时的抚慰，还有许多其他的人"照料"她，简找到了避难所。她终于允许自己成为曾经那个生病的、陷入困境的青少年，也成为在她成年以后的慈善事业中工作对象中的一员。

一旦简允许这种退行，她也允许自己在医院丰富的人际生态圈中展现自己多样的移情潜力。其中一个令人心酸的例子是：在一个关注自杀的精神分析小组中，一位病人生动地描述了她想要朝自己的脑袋开枪的愿望。由于简曾在自家房子的地下室里发现她的父亲严重受伤，这使她对这一幕记忆犹新。生活在这个可怕的景象中，让她更加发自内心地认识到事件的创伤性，她对父亲的强烈愤怒浮出水面。

简曾多次将对父亲的攻击性移情到她喜爱的分析师身上，并对这种攻击性的不同方面有一个很好的理解。在精神分析小组中，她发现那个正在谈论向自己开枪的病人，与她和分析师谈了好多年的父亲有惊人的相似之处。在这个病人身上，她"有了勇气"，并能够用令人印象深刻的语言表达能力"击败"这个非常有攻击性的、某种程度上有点反社会的病人。这件事发生后，她就不再害怕带有攻击性的同伴了。这种对同伴的性别模糊的移情作用发生于俄狄浦斯过渡期（Ogden，1989；Gabbard，1994），与她和男分析师的经历形成鲜明对比的是，这种移情更加生动而真实。这个年轻的女人比她那温柔、体贴、年长的男性分析师更适合成为她凶残父亲的角色。

在医院里，简和她的精神科医生有一种友好的、情欲的、暧昧的关系，他比她略年长，但比她现在的男朋友年轻得多。她认为精神科医生是她反思的、勇敢的和雄辩的自我，略带些犹豫地承认了一些对他的幻想，并把这与她对伴侣的极度矛盾的依恋联系在一起。近十年，她的伴侣对她非常有帮助，但现在他身体上和精神上都很虚弱。另一方面，简开始意识到自己对性生活不满意以及对青春逐渐逝去希望能找到一个年轻的伴侣的想法深感内疚。

在治疗性退行的帮助下，医院为简的代表性模式提供了更好的演员，让她能够将她的洞察与行为联系起来。

第四章
和家庭的精神分析工作

(蓝心　译)

在青少年的心理治疗中，和家庭合作可能是实现良好治疗效果的"必要条件"。我在这一章所讨论病人接受的治疗，部分指的是在医院，大部分是在我的私人诊所里的治疗。所以我在这里将重点放在家庭，暂且不谈医院的治疗，也不详细地进行理论的讨论。相反，我将把理论结构、幻想、反移情等内部工作原理与临床材料相结合，逐渐展开讨论。

朱迪——身体是心灵的罗塞塔石碑

我们见面时，朱迪是一名大三学生。她在十几岁的时候就患上了神经性厌食症和暴食症。她的父母是医生，都是40多岁，结婚20年后离婚。在我们开始工作前的几年时间，父母之间的关系是比较友好的。朱迪有一个在上初中的妹妹，叫堂娜。根据他们父母的离婚协议书，朱迪和堂娜与她们的父亲住在一起，每隔一个周末去看望她们的母亲。朱迪的成长经历相对平淡无奇，所以朱迪的饮食失调症状对于一个安逸的中产阶级家庭来说是一件不可思议的事情。

在她被送往医院之前，我的一个同事给朱迪进行每周三次的精神分析治疗及药物治疗。经过大约一年的有效治疗后，朱迪的状况不明原因地迅速恶化，在短短的几个月，她出现了继发性的严重的体重下降和代谢失衡，因此入院治疗。

在她住院期间，经医院同意，我们设计了一个新的计划：我将作为团队带领者和家庭治疗师做每周90分钟的家庭治疗，而她的个人治疗师将与朱迪进行每周两次的精神分析心理治疗和药物治疗。团队成员中的认知行为治疗师将积极参与朱迪的行为（暴食、节食、过度运动）水平的干预。她的主管护士将参与朱迪在医院的日常生活。作为病人，朱迪当然也是整个心理治疗系统的一部分。

在我第一次收集家庭既往史的过程中，我发现朱迪父母的关系有着不同寻常的一面。他们在20世纪70年代以左翼自由派的身份与和平队一起去了拉丁美洲国家，两人被认为是共产党员，被极权主义和腐败的军事独裁统治关押、折磨和监禁了一个月。他们的家族是有政治影响力的家族，在家族给予了巨大的政治压力之后，两人被释放并设法回到美国。这对夫妇在被监禁的可怕条件下所展现的战友情使他们更加相互尊重，彼此忠诚。他们的孩子是以两个最好的朋友的名字命名的，这两个朋友在独裁军事政权的监狱里死去。因此对他们来说，离婚、离开彼此、各走各路是非常困难的一步。

第一次面谈

我们的第一次家庭面谈是在医院进行的，在朱迪所有的防御性尝试都失败之后，她开始谈论自己深深的愧疚感，因为她给她的父母带来了很多麻烦。她说她不知道该如何活着，很想一个人待一段时间。

在医院里看到自己的女儿，朱迪的母亲非常伤心。当我让她谈谈她想起什么时，她一直不能自已地啜泣，哭得不能说话。平静下来之后，她告诉我：朱迪住院之前，她的病让人崩溃。住院之前的那个周末，她去看望朱迪，她们一起去咖啡馆，朱迪狼吞虎咽不停地喝茶、喝咖啡、吃点心，然后跑去卫生间将吃进去的东西再吐出来。她不能理解，朱迪是因为生病导致的失控行为，抑或是试图通过她的行为传递某种信息。母亲被这一切搞得精疲力尽。

朱迪的父亲表现得比较平静，但他说这周对他来说也是可怕的一周。在朱迪住院之前，这种无休止的厌食行为持续了好几个月，他忍无可忍，终于向朱迪表明，他对女儿无休止的厌食行为感到深深的沮丧。朱迪会半夜里为自己做一些很奇怪的食物，然后去浴室里吞食这些东西，可以听见她狼吞虎咽发出的声音，之后就可以听到呕吐和冲马桶的声音。他和朱迪的妹妹都能听到这些声音。在过去的一年半里他一直在假装睡着，不发出任何动静，同时对朱迪的行为保持密切的关注。最后有一次，他终于发火了，要求女儿停止在厨房和浴室里做那些事情。后来他表示对自己的发火感到非常内疚。

我注意到，朱迪引起父母截然相反的两种反应。在这里关于边界的病理学假设在我的脑海里逐渐清晰。

朱迪的妹妹堂娜在医院面谈的时候看起来有点搞不清状况，她一直在听父母和姐姐说话，试图搞清楚姐姐身上到底发生了什么。朱迪担心自己的这种极端行为会对妹妹产生负面影响，因为她曾经幻想过堂娜也患上饮食失调症。如果幻想成真，朱迪将无法原谅自己。

这时所有家庭成员都非常痛苦，每个成员都很困惑，精疲力竭。但是这样的时刻，正是有效治疗和改变的机会。

在谈了朱迪对家庭的影响之后，朱迪的父亲顺便提了一下他自己的心脏问题，这立刻引起了我的注意，很有可能朱迪成为父亲的一个潜在的投射焦点。所以我主动询问他具体指的是什么，他说他有心脏痉挛。当我询问到这里的时候，朱迪说在她住院之前，她已经意识到她父亲的身体有问题，他看上去比平时累了很多。她开始特别关注父亲的健康。

我和家庭进一步探索了朱迪和父亲之间形成的一个关注与被关注的循环。我指出这对父女是如何相互关注对方的——父亲关注朱迪的饮食失调，朱迪关注父亲的心脏问题。这时候他们说，互相关注对方是每个家庭成员都有的一个习惯。

然后父亲开始说他的疾病并没有多大的问题，如果他愿意，他可以照顾好自己的身体。这时我告诉他们：父亲的表达让我想起类似的场景，最初几次面谈时，朱迪说到自己的疾病时用的也是这种方式。他们都会给他人一些微小却明显的暗示，然后表明自己有能力来控制自己的病，同时否认自己的病带给他人的影响。朱迪的母亲同意这个说法。

我开始询问父亲是否真的每天爬五层楼梯到他的公寓，并坚持每天抽40支烟，尽管他的心脏不好。他说："是的，我从来不觉得累，我也从来不考虑我自己。"我评论到，在某些方面，他对待自己身体的方式比朱迪更糟糕。这个时候母亲加入了讨论，说她的前夫的母亲和她前夫很像，他们两人都从来不谈论他们的问题，但会在半隐蔽的、自我毁灭的方式中表现出来，这些方式让周围的人感到抓狂。到这里我们发现了家族代际传承的表达方式，这种方式从朱迪的奶奶一直延续到朱迪。

当我们建立了治疗联盟，并把信息整合之后，我们发现父亲的心脏出问题是在他得知朱迪与一个男同学有了恋爱关系之后。这是朱迪第一次对除了父亲以外的男人产生兴趣。朱迪的父亲深深地恋着朱迪，对于他们之间的关系，他自己也非常困惑。他曾经有一次跟朱迪说，如果朱迪死了，他也许会跟着死去，他不能接受抬着她的棺材送葬。当朱迪的生活中出现了另一个男人的时候，他将迫不得已退出朱迪的生活，这对他来说是巨大的挑战。

在这纷繁复杂的信息中，我开始有了一个假设：当朱迪试图与一个男人建立新的恋爱关系的时候，朱迪和她的父亲甚至和整个家庭实际上是一起退行的，也可能正是朱迪对她的精神分析治疗师出

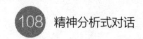

现了强烈的爱的移情的时候。

面谈

朱迪的妹妹堂娜开始加入谈话，她提到最近发生的一件事：她的一位老师在健身房里因为心脏骤停去世，目睹一位受人尊敬的老师死亡是一件令人痛心的事情。然而，创伤并不仅是因为老师的死亡，而是这也让堂娜想起了她父亲神秘的心脏状况和她祖父的葬礼。一年前，当她听说她敬爱的祖父突然去世的消息时，她选择去参加一场篮球比赛，以避免参加葬礼，现在她感到非常内疚。

当堂娜在谈论这些丧失时，朱迪立即试图干扰和压抑堂娜正在展开的哀悼。当我让朱迪对她的干预动机展开谈谈时，她说堂娜总是感到内疚，她从来不想让堂娜体会这些感受或哀悼。当我试着去理解朱迪的防御性干预时，堂娜似乎已经准备好去探索和表达这段经历了，可父亲这时介入了，他建议我们谈谈其他的事情。

我对朱迪和父亲对堂娜试图处理她的悲伤的双重干预感到惊讶。然而，我也提醒自己，对于当时的家庭成员来说，这可能是一种难以忍受的痛苦经历。这种自我防御行动经常发生在家庭工作中，当我注意到了自我防御行动的根源时，我不得不决定如何进行防御性的解释，或者让整个过程展开，或者尊重家庭本身的互动模式，于是我决定不再进一步澄清这些人际干预。

我被察觉到

在接下来几个月的时间里，父亲对我越来越生气。我请他说清楚他为什么生气。他说，在开始家庭面谈之后，朱迪跟他的交谈不像以前那么多了，这很伤人。并且他觉得我在伤害朱迪。这带来了另一个有趣的主题——第三者。父亲很不习惯甚至讨厌三人关系。当我试图阐明第三者的意思时，朱迪帮了我。她说父亲不能用"我"这个词，他更喜欢"我们"。目前情况下，第三者是指治疗师本人作为"我"存在于父女的"我们"之外。母亲参加了讨论，说情况一直如此。

我："在这个家庭里，说'我想要这个'是一个禁忌。"

父亲："是的。'我'是个自私的词。我相信'我们'，这样更民主一些。在做任何决定之前，我都赞成向别人征求意见。这听起来可能有些奇怪，但如果是再婚的话，我会征得我女儿甚至我前妻的同意。"

在这些重要的澄清之后，所有家庭成员都开始谈论他们如何不能忘记彼此，他们的脑子里总是想着另一个人。

当所有人在谈话的时候，我正忙着整理我的思绪。朱迪的父亲从来没有说过"我"；朱迪和她的父亲都在奴役彼此，但堂娜和母亲在这一系列错综复杂的动力中扮演了什么角色呢？我在思考这个家庭中每个人都被其他人占据了巨大的空间。似乎在这个家庭里，有一些私人空间被破坏了，比如父亲和女儿不介意穿着内衣在房子里走来走去；进食障碍和心脏状况也只是偶尔出现。家庭系统对公共的、私人和秘密的语义存在混淆。我们用最主要的情感——骄傲、羞耻和内疚来建立个人领域，用羡慕、嫉妒来区分自己和他人，而这些情感都是被排斥、防御或以痛苦的方式经历着。

我得出了这些混乱的想法，我把自己进入这个家庭系统理解为入侵。父亲积极地保护着这个家庭，并暗示他的愤怒与我想要被纳入这个家庭系统的企图有关。父亲勃然大怒："你永远得不到我的爱，K医生！"而我看到母亲对父亲的想法是默认的。

父亲公开的敌意和爱

在接下来几个月的家庭工作中，朱迪的父亲公开对治疗表达不满，他要么迟到，要么早退。他质疑我们的方法的有效性，并要求我们结束这些疗程。与此同时，母亲和父亲指出了一些细微但显著的变化。他们并没有感觉相互排斥，同时他们也认识到他们不会因为彼此分离和发展新的兴趣爱好而内疚。他们生活中一些秘密的方面正在变得开放。父亲最近发现信仰上帝的感觉很好，这与他早年狂热的无神论形成了鲜明的对比，而母亲则更自在地公开谈论自己是如何从左翼激进主义转向环保主义者/LGBT[1]行动主义的。对于曾经在拉丁美洲国家饱受折磨、对那个可怕的时代和身份有着深深的忠诚的一对曾经的无神论的夫妇来说，这是一个重大的转变。

我觉得我是在试图吞下和消化父母那熟悉而又让人精疲力尽的

---

[1] "男女同性恋、双性恋、变性人"的简称——译者注

矛盾心理，我建议父亲和剩下的人都忍受这一过程。这感觉就像我也容忍了矛盾的存在，并把它保留了下来。对我来说，朱迪的饮食失调症已经成为一种象征性、浓缩性的隐喻，变成对家庭动力的一种思考。

零星地，慢慢地，家族成员也开始承认他们都处于舒服的状态。朱迪和她的母亲在朱迪的寒假共同相处了两周，母亲很高兴她没有屈服于朱迪对某些食物的痴迷。而朱迪因为母亲没有满足她的要求而感到既高兴又愤怒。父亲从朱迪的麻烦中抽出了一些时间，而堂娜正在享受一个篮球冬令营。

当他们讨论这一阶段的满足感时，我意识到一些反移情的感觉。我的想法、我说的话被朱迪和她的母亲嘲笑，这让人很恼火，不像以前，我被他们理解或者说被他们理想化了。父亲似乎和他女儿的关系有点疏远了，现在也许是母女关系的负性移情更清晰呈现的时候。

面谈

堂娜似乎在面谈一开始就感到恼火。她迟到了五分钟，对我们没有等她就开始面谈很生气。面谈的最初阶段她一直烦躁不安，所以我询问她是否在生气。

堂娜："是的，我现在很生气。"

朱迪对发生的事情有了一个解释："我和父亲正在寻找新的个人兴趣。我很享受和我的新男友在一起的时光，我的父亲正在考虑在州选举中竞选公职。堂娜却缺乏这些释放情绪的出口。"

堂娜说她没有意识到受到不断发展的事情的伤害，但她清楚地意识到自己很生气。

父亲似乎也受到了伤害，他独自坐在房间的一个角落里。他说朱迪的变化困扰着他，并感觉那些年他试图把自己打造成一个完美的、和善的父亲形象的所有努力都白费了。母亲说也许他们在抚养孩子上犯了一些错误!

朱迪出院了

朱迪的饮食紊乱症状得到控制，身体慢慢恢复了健康，她的个人治疗和家庭治疗都在起作用。在经过6个月密集的住院治疗后，朱迪出院了。与她住院治疗之前相比，现在她的日常生活相当丰富，与男友关系稳定，也开始了大学生活，并计划在不久的将来搬回自己的住处。

当朱迪以正常程度的矛盾心理一步步走上正常的生活轨道时，父亲开始担心她会有很多的秘密，可能会从他身边跑开，而朱迪则认为自己被父亲抛弃了。秘密与隐私的概念正成为家庭成员的核心主题。朱迪和所有家庭成员都在发展私人空间，然而他们也为自己把对方驱逐出秘密空间的行为感到担心。

为了进行治疗探索，我问父亲是否觉得"朱迪从他身边跑开了"。

父亲："她从不在家。这些家庭治疗谈话成为我们唯一有机会彼此交谈的方式。过去我们常常分享很多东西。现在一切都过去了。我觉得她走得太快了。"

我问朱迪，她父亲的观察是否有一定的真实性。也许是她走得太快了。

朱迪说："这绝对是真的，K医生，昨晚我爸爸说了四次'晚安，我爱你'，这让我烦透了。我意识到我们的关系是多么亲密，并想发展出一种新的关系模式，但现在这是唯一的方式。他真的很难让我成长。"

父亲却给出了反对意见，他注意到了朱迪和堂娜给出的混合信息。父亲说："她们都在谈论成长，谈如何做父子，而不是朋友关系，但她们的行为似乎还没有准备好。"为了证明这一点，他说堂娜仍然会回到他身边，并和他聊天，就好像他是她的朋友一样。

在这个过程中，每个家庭成员都充满了矛盾的行动、感情和想法，然而在父亲身上却有一种强烈的非理性的，或者说是矛盾的观点，这让我感到不安。我难以设身处地理解他的叙述，或者是理性地遵循他的叙述，我想知道在他执着且沉稳的外表下，是否有混乱的精神病性思维。

我问沉默的母亲，她脑子里在想些什么。

她说她了解孩子的这些方面。她们没有边界感。她们会将自己的衣物散落在屋子里的每一个角落。堂娜的卧室脏得像个猪圈，而朱迪则更糟糕，她脱衣服的时候会像蛇蜕皮一样，边走向卧室边脱，除了内衣，所有衣服都被她扔得到处都是。母亲总是要花好长时间才能把这一团乱收拾得井井有条，但她丈夫却非常宽容。"我相信他现在已经恢复了理智。"她总结道。

父亲："我同意，都已经过去，我也不想再像以前那样了。"

我被他们生活中丰富而重要的琐事所吸引，但感觉到所有成员都缺乏悲伤和哀悼。我告诉朱迪，她似乎连和父亲说再见都感觉很难，对他们之间的关系也同样感到痛苦挣扎。可是没有人对我的想法感兴趣。

在这个节骨眼上，母亲说："很抱歉我这么说，但只要朱迪和她父亲在一起，她可能会一直生病，可能他们今生都无法分离。"从朱迪母亲平时那种不声不响、保持沉默、安静倾听的态度来看，这句话就像闪电划过蔚蓝的天空。

父亲大发雷霆，大吼起来："什么事都赖我，对吧？可你也在做同样令人愤怒的事情。你一直是被动的，抱着观望的态度，现在把责任都推到我身上！"他快如闪电地反击道："这是我一生中第一次这样说，也许六年前我就应该离开这个家了！"

这突如其来的情绪爆发让我有些不知所措，当我意识到这种争吵是正常的，是情绪的发泄，是离婚夫妇之间推迟了的争吵时，我恢复了镇静。我将这一场面解释为没有被哀悼的分离。他们几年前就离婚了，可是却表现得就像没有发生过一样。当他们决定分开生活时，可能觉得像是背叛了他们的战友，也背叛了他们一起在刑讯室经历的那些难以想象的痛苦。我的解释再次被置若罔闻，全家人都在回避我的话。

后来，母亲谈了她的原生家庭，为治疗工作提供了一个充满希望的机会：她讲述了自己是如何在一个严格的家庭中成长的，她希望自己的孩子在成长过程中不要有太多的约束，尽量多地去体验快乐和幸福的感觉。她开始反思，或许自己的这种观念是错误的。

我："嗯哼……"

尽管母亲试图把注意力集中在自己身上，但父亲还是讲到了一个有意思的话题，他说，他感到愤怒，因为大家都在解读他的言行，却没有人问他心里在想什么。堂娜建议父亲应该敞开心扉说出他的感受，这引发了父亲的一种混乱的说法：他不打算玩这种低级游戏，他不愿意把自己的隐私暴露给K医生。没有人问过他的感受，所有这一切都让他感到困窘。

这种难堪的场景唤起了我强烈的反移情和回忆，想起我生命中那些骄傲和矛盾的男人。就像得厌食症/暴食症的女儿，父亲饿了希望得到食物，同时他又恨那个给他食物的人，于是要把吃进去的食物吐出来。我告诉他，他是对的，他被暴露在众人面前，是被放在了一个很可怕的位置上，但除了这样的方式，我不知道还能有什么其他更好的工作方式。

他更加杂乱无章、漫无目的地说话，我也依然跟不上他的节奏，他说为了帮助朱迪，他和他的前妻可以复婚。我对这句话很困惑，希望能找到一些合理的解释。我问他再婚是什么意思，他的回答让我很吃惊。很明显在我们开始工作之前，他已经告诉他的前妻，如果医生建议以再婚来帮助朱迪，他会去做，但最终会死！！

我们的时间到了。当我试图结束这次面谈时，他却滔滔不绝地长篇大论：没有人有权享有他的隐私权，他再也不会来参加这种面谈。当每个人都慢慢坐回椅子上时，面对父亲那种退行的、非理性的谈话,让我感到惊讶的是,我爆发了。

　　我用紧张而颤抖的声音对他说,我个人对他的生活没有兴趣,我也并不会因为治疗需要要求他们复婚,然后我继续说下去:"你的女儿快死了,我或者说我们正在想办法解决问题。你现在不能退出,我们可以检查并修改我们的治疗方案。你要退出是不可以接受的。"他惊呆了,我也是。当他们离开办公室的时候,他说我刚说话的时候很严厉。

面谈

　　在下次面谈开始时,父亲说他对我的强烈反应感到高兴。他们一直在想,我是否有能力以一种情感的方式参与到他们的家庭中来,我的反应让全家人都意识到,我是和他们站在一起的。我很惊讶,同时也感谢他们的帮助,让我意识到这个家庭正处于水深火热的境地,而我却是相对缺席的。我很清楚这是我的性格特征之一,是我性格中神经症的一个方面,在艾尔和许多其他人的案例中也曾出现过。做一个好孩子、一个伟大的倾听者,但可能给人的印象是对谈话不感兴趣。我会没有任何回应地吸收微小的创伤,看起来非常宽容和麻木,然后像我父亲一样凶猛地爆发。

　　在朱迪的生活脚本中,我重复了一个家庭的核心主题:麻木不仁或无休止的宽容。就像当堂娜意识到她的父亲正在变得悲伤,或者父母试图忽视朱迪正在发生的饮食紊乱时,她试图用"不要哭"这种普通家庭用语来抚慰她的父亲。我们要学会允许我们的脆弱表露出来。

在很长一段时间里，我用朱迪的厌食症作为比喻，我的解释、我的思想和想法都遭到了这一家人的拒绝，没有人愿意听。我强行把自己推进了他们的脑海，就像朱迪和她的母亲一起吃饭时在食物上的挣扎一样。

在我爆发之后，这四个人开始讨论他们的感受，尽管他们相当不情愿。我想这也意味着他们之间产生了微妙的、几乎不能觉察的想法。在这次探索中，他们都在努力地了解什么是隐私，什么是秘密，什么是公开。我把这些问题摆在桌面上，询问他们的想法。

父亲："我不会说我擅长做什么，例如，我能使用多少种计算机语言。在我看来，这些都是隐私。另一方面，我在家庭之外的人际关系是很开放的。"

母亲的立场恰恰相反。在她看来，她的人际关系是私人的，她的工作和技能可以完全公开。这个现象再次对照说明了父亲和母亲，就像其他边缘性病理的病人在索引中找到定位——他们是用相反的方式定义自己的。

在我们进行这些讨论的时候，朱迪在角落里用书蒙住脸，嘴里嘟囔着伤害别人是多么地可怕。她希望有一种生活方式可以不给别人带来负面影响。我告诉她，这种生活是不现实的。

身体是唤起者，亦是煽动者

随着朱迪逐渐认识到自己对他人产生的影响，她的饮食失调症就稳定下来了。她不再节食和暴食，令人惊讶的是，她开始担心自己的身体。她想进行一次身体检查，但畏惧了，因为她担心自己因为饮食失调症给生殖器官造成不可逆转的伤害。当我在治疗上与她面质时，朱迪说这是她的身体，我们没有任何发言权。这是一个有趣的争论：朱迪声称她有权以任何她想要的方式对待她自己的身体，并且认为这对周围的人没有任何影响。她正在破坏她身体的交流能力。

我："你又来通过你的身体伤害你的父母了。这一次，虽然不是通过你的饮食失调造成强大影响，而是通过伤害身体，特别是你的生育能力对他们造成伤害。"

她很想知道我为什么这样想。我发现自己在纠结是否应该透露她对我的影响，但最后我还是决定公开。我说当我听说她的月经还没来的时候，我觉得这对我也有影响，而不仅仅是对她的父母。

我的回答显然让她大吃一惊，朱迪问我为什么把她逼到死角。作为反馈，我说我可能会把她逼到死角，但我觉得她也在把我和她的母亲、父亲和妹妹逼到死角。我想到了我的故乡，那里的地痞流氓在受到威胁时，会毫不犹豫地用一种难以想象的方式来应对威胁。我曾读过一些故事，看到过一些男人抱着吓坏了的小孩的照片，他们用刀指着自己孩子的喉咙威胁说，如果警察要把他们从非法搭建的棚子里疏散出来，那么他们就会割断自己孩子的喉咙。这是个类似的情景，朱迪也告诉我，我应该对她的一些行为负责任。

这时父亲就这个话题开始了一系列有趣的联想。他认为最近朱迪在试图与他和堂娜联络。他举了一个例子，朱迪提出周末和他们一起打牌，这让他和堂娜都感到既震惊又非常开心。朱迪极力反对她父亲的理解，她无意讨好他们，只是因为周围没有别人，所以她别无选择，只能和他们一起玩。她说她是个自私自利的人，不想讨好父亲和妹妹，她只想取悦自己。母亲同意朱迪的说法，她认为朱迪对别人不会感兴趣，她很自私，就像她以前说过的那样。这只是一个巧合，她让她的父亲和妹妹成为纸牌游戏的对象。

这就是朱迪的另一面，她把自己塑造成一个生活在真空中的人：如同在艾尔的故事中所看到的，她在没有其他人的空间中体验自我。每个人都有自己的想法，那些朱迪在意的有联系的人在这个空间中是缺失的。其他人只是在她头脑中的工具，是作为她的部分客体、为满足她的需要而存在的。在朱迪的案例中，这显然是一种防御性的退行，用治疗性干预来帮助她好起来并不太困难，她没有艾尔之前的固着程度那样深。

带着这种想法，我对朱迪解释说，如果让她表达她特别想和她的父亲和妹妹一起玩，并且很享受这个游戏是非常困难的。父亲加入了我的行列，为了进一步促进我发起的治疗性冲突，他指出了另一个变化。在过去，他和朱迪会分享很多东西，但这只发生在他的工作场所。她会去工作场所找他，在那里他们会谈论许多不同的话题。与之形成鲜明对比的是，在晚上或周末，当他们在家的时候，她会完全沉默，沉浸在自己的世界里。现在，她已经改掉了去找他的习惯，而是在他们闲暇的时候，主动发起交谈，他俩似乎都很享受这种状态。

对我来说，这是一个反思的时刻。我试图思考这些变化并改变我的干预策略。一方面，当我对朱迪、堂娜或父亲发表评论时，父亲发展了一种积极的方式，就好像我在攻击他们一样，所以他呈现出保护者的形象。另一方面，我曾想过朱迪和她的父亲害怕被对方吞噬或者去吞噬，因此需要父亲的工作空间，一个和周围的人在一起的地方，这有助于他们在一起交谈，彼此争论。在治疗过程中，原始的精神病性焦虑已经逐渐减少，而更多地向神经性焦虑转变，使他们无须借助外在的支撑就能面对对方。朱迪和她的父亲显然已经逐渐变得不需要一些东西，不需要那些可以在他们之间或他们周围提供支撑的东西，现在他们已经准备好在没有中间人的情况下面对彼此了。

当我专注于这些遐想般的设想时，朱迪反驳了我的解释："我没有爱或者关心别人的那一面。"她的母亲立刻同意了这一点。我问朱迪的母亲，在这方面她是否与朱迪相似，对潜在的身份认同过程感到疑惑。母亲反驳说："一点也没有。我会在朋友需要我的时候帮助他们，而朱迪却非常自我。"接着父亲举了一些例子来反驳朱迪在她母亲心目中根深蒂固的简单形象，当朱迪听到她父亲描述她的自我形象时，她脸红了。如果说朱迪和母亲对朱迪的看法是一张纸上的图画，只有简单的黑白色，父亲这些说法则使纸上的人物形象变得复杂起来，就好像在图上添加了灰色的阴影部分。

我很专注地思考当时正在发生的事情，并提出了一个假设：也许朱迪一直在关于她自己的两个身份认同之间挣扎，这两个身份认同分别来自她爸爸妈妈对她的认同，它们两者之间相互嫉妒。我将用相当复杂的叙述来阐述这个假设。

我："我在想，也许你，朱迪，在两种爱之间挣扎——你对你母亲的爱和你对你父亲的爱。也许你总觉得很难调和这两种爱，而实际上你的父母也总是陷入深深的矛盾之中。"

朱迪："是的。他们总有办法把他们不喜欢的东西都压在我身上。我父亲会说'现在你表现得像你母亲一样'，我母亲会说'现在你表现得像你父亲'。"

当我们探究他们之间关系的这些方面时，父亲插话指出朱迪的另一个变化：她最近没有要钱。他既高兴又担心这种变化。这又引出了另一个关于母亲和父亲的分裂立场的话题。朱迪从她父亲那儿得到的零用钱从来没有明确数目，她自己计划需要什么衣服、学费等，然后告诉父亲。而母亲会给出严格的预算，并把这些钱给朱迪，因此朱迪从父亲那里得到的零花钱是母亲不知道的。这是一个鲜明的对比——一个过度给予的父亲和一个非常限制的母亲，这种冲突与朱迪的饮食失调有明显的相似之处。

进食障碍的复发

我们工作一年半的时候，朱迪又出现了急性症状。她狼吞虎咽地吃完所有能吃到的食物，从巧克力到糕点，再到奶酪、蔬菜和肉类，还有剩饭剩菜，最后再把它们全部吐出来。

这给他们家庭关系之间的动力带来了另外有意思的一面。朱迪的症状很严重，她在冰箱里翻找食物，狼吞虎咽地吃掉，再去浴室里把吃的东西都吐出来。她还在厨房里留下了痕迹，那些奶酪、面包和被咬了几口的黄油又放在冰箱和餐台上。父亲和堂娜为此烦恼不已。

他们快发疯了，并且觉得朱迪好像在给他们传递信息。他们完全不知道该如何帮助朱迪远离冰箱里她最喜欢的食物。后来父亲买了第二台冰箱并把它放在他自己的卧室里，朱迪在里面储存了大量的胡萝卜、苹果和果汁。但堂娜处理这个难题的方式不同，她坚持说姐姐生病了，她厌倦了朱迪的饮食失调症，并认为朱迪应该为她在大吃大喝和呕吐中所浪费的食物买单。由于母亲住在不同的城市，所以她没有那么多的情绪，她只想保护朱迪，她不愿探究是什么原因导致朱迪最近的症状，只是说朱迪有权利保护她的隐私。

当我们热火朝天地讨论朱迪复发的饮食症状时，另一个有趣的信息出现了。父亲那边的家庭一直习惯了朱迪要什么就给买什么。她叔叔最近给她买了一瓶昂贵的香水，奶奶给了她一大笔零用钱。父亲告诉我们，他的家里人边界感比他差劲得多，他也在和他们抗争！

有一点值得注意的是，父亲偶尔会对朱迪提出批评，随即又会为批评而道歉。对孩子生气或者批评孩子是父亲不能允许自己做的事情，他对自己有一条信念，即如果他发泄怒气，那将是第一次也是最后一次，这将会损害他与孩子的关系。因此，他总是耐心地对待朱迪和堂娜，希望她们能成为坚强的人，能够为自己辩护。那个专制的剧本现在变得柔和起来。

面谈

朱迪沉默不语，她的父母也是。

我："朱迪，你对我们上次的谈话生气吗？"

朱迪："当然。你们都是这样，尤其是你，K医生，你让我听起来像个可怕的婊子。你们所有人我都讨厌。我要离开家去过新的生活，我也不会再麻烦任何人。我不想再和你说话，这些面谈也不会再有任何进展。"

父亲："我想我们现在正在经历一个很有意思的阶段，朱迪为她的身体感到苦恼，这是我们从来没有见过的，她认识到了自己的身体可能有损伤。同时她最近也像是在惩罚我。"

我："你能详细说一下吗？"

父亲："她已经好多天没跟我们说话了。她自己做饭吃饭。堂娜和朱迪之间的关系似乎也变得紧张了。"

朱迪："我要是能在街上找到一个人和我玩，我可能根本不会来这里。"

母亲："你在虚张声势。"

我对母亲的愤怒感到惊讶，而后朱迪就参与了进来。

朱迪："你们又这样，尤其是你，K医生，你让我看起来就像在执行通过生病来伤害我家人的邪恶计划。你把我描绘成一个自私的、帝国主义式的吞噬者，奴役我父母和妹妹。"

我："朱迪，我在试图让你理解你并不是生活在真空中的，你对你所爱的人是会有影响的。"

朱迪："那如果我消失了呢，我移民了又会怎么样呢？"

我："那只会让每个人更担心。"

经过这次激烈的讨论，父亲、朱迪和我进行了一次谈话，我们一致认为治疗进展顺利，我们都认识到朱迪不仅是在消耗别人的精力，她还给了别人很多，她忍住了想要买新书、新自行车或者想一个人生活的想法。她在人际关系中限制了自己的欢乐。

这对我来说也是一个启发性的时刻，我告诉他们朱迪不仅虐待自己，也虐待其他人。尽管这看起来很矛盾，但我还是看到了。朱迪会纵容自己饕餮，同时也会关心和帮助他人，她似乎不知道该如何把施虐与爱整合起来。我把她的这些分裂面和她父母不那么强烈的矛盾面联系起来。朱迪专心地听着，通过她的眼神、注意力和兴趣，我意识到朱迪开始听我的解释了。

朱迪："这是第一次有人告诉我这些。"随后她给出了一个特别棒的自我阐释：她很难被批评或表扬。尽管大家都是这么认为的，但是她自己却不能接受这些。

在这一系列的互动之后，朱迪的母亲和父亲带着几分羞怯和自豪感，开始说朱迪的某些方面确实有自己的影子！这是重要的承认时刻。

与身体发展爱的关系

朱迪正在与她的身体建立一种温柔的关系——一种为她的身体感到难过的能力，并且对它的运作感到无助。当她面对自己的局限性时，她经历了希望和绝望的阶段，那个时刻她准备放弃自己。

当我们专注于朱迪在面谈中遇到的困难时，母亲说了一个有意思的现象。她说有段时间家里的情况有了明显的好转，正是堂娜初中毕业的时候，可朱迪的进食障碍却爆发了，我们的注意力就从堂娜转向了朱迪，朱迪或许是想让大家重新关注自己，因为她嫉妒妹妹得到了我们的关注！

朱迪听了这话大发雷霆，她用清晰、不赞成的口吻指责母亲，但面对朱迪的恶毒攻击，母亲并没有感到不安，而是为自己的立场辩护。

这时父亲就朱迪不受控制的嫉妒插话了，他说了一件事。几天前，朱迪回到公寓，发现她父亲不在那里。当她父亲不在他应该在的地方时，她就大发脾气了！在她看来，自己回家的时候，父亲怎么可以不在家呢？他在哪里，和谁在一起？在我们探讨所发生的事情时，朱迪说当她找不到父亲时，她感到非常孤独。当朱迪给父亲打电话时，他说他在为他的政治利益游说，她感到极度的痛苦和孤独，这让她非常愤怒。

当朱迪还在为权力和嫉妒的问题而挣扎的时候，她的厌食症突然又发作了，严重到几乎要去住院。她开始在她父亲面前用香烟烫自己的手臂。这是最后一根稻草，她的父母都崩溃了，痛哭不止，对这种病都不抱希望了。值得庆幸的是，这些自我毁灭的行为很快就停止了。矛盾的是，伴随着朱迪退行式的自我毁灭，她变得更加女性化了。她保持着她的体重，接受着腰和乳房周围的脂肪组织，并矛盾地容忍着她多年以来才恢复的月经。

厌食症的心理结构

母亲欣喜若狂地告诉我们，朱迪吃了一片鲑鱼！朱迪纠正了她母亲。事实上，她吃了好几片鲑鱼。对于朱迪来说，这是个巨大的考验：这感觉就像她母亲把她当作婴儿一样喂养，或者说就像做爱一样。鲑鱼片又油腻又好吃又恶心，她加了一块奶酪来中和这些奇怪的口感。

当我们继续谈论朱迪吃鲑鱼的事时，一个有趣的细节出现了。朱迪起初拒绝吃这条鱼，但母亲以一种不同寻常的方式，坚持要她尝一尝，这种温和的坚持对朱迪起到了巨大的作用。在过去，母亲对朱迪的饮食有一种特殊的态度。她会精心地按照热量计划表准备健康的食品，通常朱迪会坚决拒绝吃它们，然后母亲会退让，或者她会逼迫朱迪吃它们。她们长期因为饮食经历巨大而痛苦的斗争。这一次，朱迪感受到她的母亲并不纠结为她提供的食物，她提供的食物不是精心准备的"健康"食品，而她也不是坚决逼迫朱迪吃，而是邀请她尝试。

因此，在40多岁的时候，这位母亲改变了饮食习惯。在朱迪22岁的时候，她接受了她母亲的邀请和坚持让她吃鲑鱼的做法并试着吃了下去。这一系列的互动，象征着母亲和朱迪的身份认同正在发生演变。母亲对自己准备的食物更加满意，朱迪也很乐意把它们吃下去。

在后面的面谈中，又出现了一系列令人震惊的事件。朱迪和父母在控制了几个月的卡路里摄入量后，又开始暴饮暴食。我指出了一个明显的关联，即他们的关系具有饮食失调的性质，从一个极端的限制进食到另一个极端的暴饮暴食。朱迪觉得这是个有趣的见解，于是又全神贯注地听起来。我说，也许她不知道如何把她的父母整合在一起，她要么拒绝他们，要么接受他们，然后再把他们清除出去。这对我来说是很有意义的，我一直在努力地向他们传达这一观点。父亲会每天对朱迪表达五次爱，而母亲从来没有这样说过。父亲是一个狂热的贪食的亲人，而母亲则是个限制的厌食的亲人。

尽管治疗进展对我来说有点过于戏剧化，但整个家庭还是被这种解释吸引住了。父亲说他试图成为父亲、母亲、朱迪的朋友，他意识到这些角色很混乱，也许会令人窒息，并且不起作用。母亲说她想给朱迪一些空间，却没想到反倒遗弃了她。现在她认为这可能是个巨大的错误。他们认识到了他们相互创造的敌对姿态。

朱迪："如果我能帮他们解决这个奇怪的组合现象，为了庆祝，我可以吃一磅芝士蛋糕也不吐出来！"

朱迪的月经恢复了，母亲很高兴，而且她要搬回来和朱迪住在一起。整个家庭开始有了一种幸福的感觉。朱迪的厌食和贪食症状正在消退，更重要的是，朱迪的投射/内摄模式正在消退。大约两年后，我们结束了家庭治疗工作，而朱迪又继续了几年的精神分析治疗。

对朱迪的反思——身体是心灵的罗塞塔石碑

与艾尔的工作为我们提供了关于身体是如何成为重要的沟通途径的一些线索。刚开始，艾尔选择把从他指尖上剥下来的皮屑存放在咖啡杯里。当他变得更有能力，当我成为他的脚本中的一个对象时，他就能将这些皮屑扔到我办公室的地板上留给我。

这些都是通过艾尔的身体传达出的相当微妙的信息，但是当我们和朱迪一起工作的时候，身体作为原型的中心，具有象征性的特征变得更加明显。通过朱迪，我们理解了病人的表征性和人际关系是如何被概括地浓缩到一个人的自我中，以及一个人如何使用身体进行沟通。

这将增加我们对身体的象征性和沟通功能的认知，我们可以回到芭芭拉身上，看到一些共性，以及作为人类创造性的产物，我们的身体就像我们的梦一样，或许是通往潜意识的另一条道路，在精神分析的过程中应该被翻译出来。

在芭芭拉的一生中，她的身体就像共存在一个躯体中的另一个人。芭芭拉很小的时候就患有哮喘，一直伴随着她的整个童年和青少年时期。随着年龄的增长，她有严重的药物问题并经历了多次腹腔手术，同时伴有严重的其他身体问题——肥胖、关节炎、感染、脚骨反复骨折。她用无穷无尽的耐心处理她身体上无穷无尽的问题。她把最好的东西都给了自己的身体，最新鲜的农产品、牛奶、水果和果汁；她精心打理自己的身体，几乎是用仪式化的方式来洗澡、洗头、擦干头发、化妆，找发型师，修剪手指甲、脚指甲和按摩，她用这些方式来修复（抚慰）一个需要呵护（丑陋）的身体。总之，她的身体在严格地约束着她，而另一方面，身体也同样受到了芭芭拉的严格限制。她从来不让自己和身体玩耍，也不让身体和她自己玩耍——就像她从来不跟任何一个同龄人玩一样。

在她住院的三年时间里，在这方面我没有进行任何直接的解释性工作，她自发地从她的身体中解脱出来，她的身体也从监禁中被释放出来。她变得更加活泼、真实，并且开始与她的身体进行连接，新的方式让她和身体都觉得自在。她有生以来第一次剪短了头发，也开始学着忍受不化妆的生活，还对我做了些色情的幻想。

正如朱迪和芭芭拉的故事所体现的那样，一个人与自己的身体的关系是我们内部的客体关系世界的外现，这是一套具有代表性的脚本，它会对一个人的外部人际世界的组织方式产生巨大的影响。

第五章
从医院到工作室

凯特——少即是多

（薛飞 译）

朱迪案例是了解从住院治疗到个体治疗的途径。本章，我着重讲述在工作室进行的工作。

我的精神分析治疗在工作室里和在医院是不同的，但有相近的框架，这些为我整个职业生涯提供了有趣的紧张感。在这两种不同的情境下，个体患者的存在模式需要明显的灵活性。从一个到另一个的转变的治疗方式偶尔会引起一些混乱，但我相信，总的来说，这对我和病人都是非常有帮助的辩证法。

在精神分析工作中，我们有一些宝贵的传统。一次治疗时长是45~50分钟，我们会留心保护那个时段，希望一周超过一两次地见到病人（Stern，2009），尊重自由联想的过程，无论自由联想呈现什么内容都与之工作，倾听移情，等等。这些被普遍接受的模式也有例外：拉康的短程治疗（Roudinesco，2002），欧文·雷尼克（Owen Renik，2001）的单次精神分析，托马斯·奥格登（Thomas Ogden，2005）对督导师建议驱逐某些联想性内容，甚至弗洛伊德强行终止了著名的对"狼人"（Wolf Man，Freud，1918）的治疗。沙尔曼·阿克塔尔（Salman Akhtar）在他的新书（Aktar，2011）中精彩地总结了这些框架的变化。这些行之有效的规则需要定期反思，以确保我们把它们当作有价值的传统，而不是教条。凯特就是这样一个病人，她让我反思，而不是非得改变那些宝贵的、基础的精神分析传统和技术。

令我意外的强烈反应

一周充实的工作让我还挺满意的，我正在等待最后一个预约咨询。一位满脸倦容的少女走进我的办公室，她听说我很厉害，但她对治疗不感兴趣，只是想问我对一些心理问题的观点，比如自我催眠。

这是个奇怪的要求。我其实期待的是和病人，比如像她这样的少女来一场充满智慧的讨论，所以这种变化惹恼了我。但是，当我得知她是当地一所有名的文理学院[1]的本科生，那个学校有我许多受人尊敬的同事和一些做精神分析的病人，我最初的恼怒消退了。我想不是病人，而是一位少女要求咨询。也许不管怎么说，这是一个很好的方式来结束疲倦的一周——没有诊断困难，也没有治疗建议。

---

[1] liberal arts college，是美国大学的重要种类之一，相比注重专业培养、学生数众多的综合性大学，小而精地代表着经典、小规模、高质量的本科教育。——译者注

我的焦虑消失了，自信心却膨胀了，答应了她的请求。

令我惊讶的是，随着她开始谈话，她便很快对我产生了强烈的负性影响和幻想。就我所知，她叫凯特。她显得有些茫然，叙述非常含糊。一系列几乎无法理解的主题模糊地表达出来：她"精力过剩"，她"受到别人的影响"，她"对许多事情漠不关心，除了正事儿"。

我努力破译这些模糊的句子，发现自己已经由咨询者的模式变成了敏感的医生模式。通过常用的精神科医生视角，我考虑这是种初期的精神病症状。当我开始回应她的询问，我非常惊讶自己说话的时候竟转变了框架，并没有直接回答她的问题，而是义正词严地告诉凯特，她可能有精神病并需要接受治疗，如果想住院，我会乐意为她做治疗。结束会谈我感觉一团糟，她需要咨询，而我没有经过她恳求与授权就自作主张成为治疗师的角色！

在接下来两年将成为我的病人的凯特，在次日的午餐休息时间找到我。当时我在办公室吃三明治，她风风火火地闯入我的房间，感谢我给她尝试性作出精神疾病的诊断并提供帮助，她决定在我这儿做心理治疗。她决定做治疗的一个原因是很多年第一次有人让她很惊讶，说出她没想到的话——她生病了。那一瞬间的惊讶她好久都没体验过了。她含糊地说起上次见面后她感到一种力量，她想把那种力量给我返还一些。几分钟意料之外的独白后她突然终止了来访。当她走出办公室时，留下一脸困惑的我，还是努力把午餐吃完。

凯特的心理治疗

做第一次心理治疗的时候，凯特在我的办公室门口停了几秒钟。看起来她在犹豫要不要进来。我就像对艾尔那样热情地邀请她，她还是进来了。我感觉自己仿佛在抱持、涵容和对这个混合着看起来怪怪的、干巴巴的、年轻、复杂、聪明、烦恼的心灵做些事，这个心灵处于紧张症的边缘。

我请她谈谈脑海中的想法，凯特说她不知道从何讲起。她很难选出一个盘旋在脑海中的主题。我怀着难以抑制的治疗渴望，并希望替她思考和行动。我告诉凯特，目前对她来说做出选择可能极其困难。但是，我们可能会试着从她最重要的事情开始。这看起像是她先把我拉到一种主动的状态，实际上是我试图把她从她的呆呆拉出来。

凯特以一个引人入胜的故事来回应了我的邀请。24岁妙龄的她在最近10年照顾了很多人。这些人大多是她的朋友，但也有一些萍水相逢的人，他们之间完全没有建立联系。这些年轻的男男女女，无论是不是朋友，都会在她家不停地和她聊天，甚至在他们离开后，很多人还会在白天的任何时间给她打电话，有时是在半夜，把凯特从睡梦中叫醒。他们事无巨细地征求她的意见，学术方面的或者是因人际关系问题想要自杀等诸多问题。凯特会花大量的时间陪他们，直到他们不再需要她的建议。

当我在听这个不同寻常的传奇故事时，我直觉地问她是否很累。凯特说她已经筋疲力尽了。对我来说，这是治疗充满希望的时刻，我想她已经准备好思考和谈论她的性格特征了。

　　我注意到她极其有爱心，因此猜想试探性地走进一步，我告诉凯特，接受和给予对她很重要。她对我的说辞不感兴趣，并觉得我们俩之间的谈话相当肤浅。有太多的事情要讨论，她今天只谈了一些。我告诉她，她似乎憎恨限制——在这个例子中，是时间限制。她说她可以和我谈很多年。我对她说，我想我懂她。

　　接着凯特说我的办公室有些不同，她觉得很不舒服。我猜测她可能已经意识到在上个咨询有人坐在她的椅子上。她想了一会儿说我可能是对的，现在她感觉好多了。她提醒我，她对别人非常敏感，甚至是他们的气味。看起来我们正在进行一个简单直白的心理治疗谈话，医生和病人之间没有太多扭曲的防御。由此，我们的工作开始了。

主要困境简介

　　治疗几周后，凯特告诉我，她做了个令她烦恼的、反复出现的梦，梦里她的内脏——肠子、脾脏和肝脏，以及肚子里的所有东西——都会流出来。令她惊讶的是，她的内脏小得可怜。她惊恐地看着内脏全都流出来了，伴随着恐怖的感觉，她试着把它们塞回肚子里，当她完成后松了一口气。这个重复的内脏梦境是个直接和富有创造性的类比，类比那个即将降临到我们头上的分析任务。

　　正如在任何精神分析对话中经常发生的那样，凯特的防御性和适应性将话题从她的内在图景转到她与父母的关系上。凯特，一个希望和朋友出去玩的少女，会询问什么能做什么不能；她会问父母什么时候她要回家。父母会说："几点回来都可以。"他们非常宽容，并且向她保证，这取决于她：只要她认为时间差不多该回家了就行。这让人又自由又困惑。

然后她概括地讲了她的家人，这又与那悲惨的梦中内脏流出与塞回的主题有关。凯特的母亲在二十八九岁的时候有过几次精神崩溃。这些会持续几个星期——她会连续几天躺在床上处于紧张、抑郁恍惚的状态，然后进入一段激动的哭泣状态，她会把凯特和她的小弟弟抱到床上，抱着他们帮助她平静下来，然后睡着。由于不知道该如何对待精神错乱的母亲，这些状态会让凯特感到痛苦无助和深深的恐惧。

在凯特的青春期，这些可怕的事情一直持续着，凯特感到被母亲的疾病刺痛和束缚，但是她也通过允许母亲拥抱自己和弟弟，全能式地控制并抑制她母亲的精神异常发作。凯特的父亲在一家工厂工作，一年有好几次不在家，一走就是一两个月。起初他没有意识到这些事件的严重性，但他意识到后，立即换了份让他可以住在家里的工作，能成为稳定的客体并为他的妻子寻求适当的精神治疗。

除了这出令人痛苦的精神病剧，凯特的父母大部分时间对孩子和外人都表现出真诚、无私。凯特的朋友喜欢她的父母，因为他们很慷慨。她的家对她所有的朋友来说就像另一个家，他们想什么时候来就什么时候来，想待多久就待多久，由凯特的父母招待、照料。

会谈结束了，我感觉她在我没有提示的情况下对梦境的工作表现得非常出色，我担心在治疗过程中把她掏心窝子的话讲出来对凯特甚至整个家庭都是致命的。但事实上，她能把它们处理好，这是希望的象征。

人际环境恐慌

我和凯特的早期连接，以及她在心理治疗范围内对我的互惠性早期依恋，也让凯特周围人感觉到。她和我一起工作后，她的父母亲意识到她的行为方式有一些明显不同。随着治疗的深入，我接连收到她弟弟和妈妈打来的让人烦恼的电话，他们都对我和凯特的心理治疗工作感到非常焦虑。我显然是在干扰和影响一个紧密结合的病理系统。

当我把这些会谈之外的消息告诉凯特，她听后深感不安。我问她为什么那么苦恼。她除了猜测"也许他们发现了我们每周的会谈还会打电话"，之外没有明确的回应。当我请她大声说出心里的话时，她说："我不想那样做，因为我喜欢独立思考自己的事情。"有人帮助她时，她感到很生气。"你把我父母和弟弟作为造成我问题的因素，我对这个想法深感不安。我既不想受他们的影响，也不想影响他们。"我指出，她具有非常有趣的自我意识，一方面与既往无关，另一方面具有像上帝代言人一样的荒谬感觉。

会谈后不久，我接到了凯特的女同性恋伴侣的电话，她非常担心凯特，凯特告诉她这几周就准备自杀。我想这是病人的特殊时刻之一，因为内在客体关系脚本和现实依恋关系，病人需要远远超过两人心理治疗的空间，所以我决定改变框架。

我建议凯特住院，但她不愿意，说我的医院费用高昂她负担不起。我又提出了第二个计划，让她的家人来参加家庭治疗会谈。这个想法也没有得到重视，所以我建议第三个选择是她的伴侣可以参加一些会谈。令我欣慰的是，她们接受了这个计划。现在，我有机会与一对退行情侣工作，因此将有更好的机会发挥治疗作用。几个月里我零星地与她们工作，我建议凯特住院的想法一直留在脑海里。

当我们把工作转移到情侣之间时，很明显凯特的爱人和她的治疗性的损友（那些深深地依赖她的人，其中一些人对她有性吸引力）对她在我这里做的心理治疗很反感。他们想把她拉回来。当我听到这个戏剧性的故事，作为她的分析师来审视她的生活后，我在脑海中形成了一些猜想，并把它表达出来，解释给我们两个人："长久以来，你第一次想为自己做点事情，比如来这里咨询。"凯特愣了一会儿，然后同意这个貌似有道理的假设。

我们第一次分离

我休完两周的假回来，她告诉我没有会谈这段时间她觉得如释重负。她感到解放了，去拜访了西海岸的朋友们，并度过了美好的时光。

这对我来说也是一种安慰。我们艰难的工作已经进行了大半年，不论何时想到凯特，我都会产生一种无处不在的恐惧感。当我回想我们的工作时，我着迷于这个特别的病人和我们的工作，但同时又想让她离开我的生活。我在家里接到她的朋友和弟弟的电话，表达他们的担心，凯特也偶尔打电话给我，问我最近怎么样。我耐心地劝说要联系我请打电话到我的办公室。尽管我很着迷，也学到了很多东西，但我变得对自己发起的这个治疗深感厌烦，现在希望赶快结束。

这种强大的负性反移情对我来说并不是一个不寻常的经历。这次它出现得有点太快了，但是我很清楚它是治疗的必要部分。尽管如此，知道这种经历的普遍性是一回事，感受到它又是另一回事，何况还要亲身去感受。

面谈

凯特迈着狂野的步伐走进办公室，她穿着高跟鞋，打扮得光鲜靓丽。我有一个短暂的幻想，就是那个缺乏活力或者以前那个经常见的凯特没有出现在今天的会谈中。

凯特说她不明白我的动机。她知道我在试着做些事，也许我试着让她变得依赖我，或者让她承认她可能会想念我。她说，当她察觉到有可能存在这些感觉时感到很恼火。

我回应，她或许已经允许我进入她的私人生活、她的头脑、她的想法，因此，我可能正在成为一个她无法回避，不得不思考的人。

她继续说道：她察觉到我的两面性，她不知道该怎么处理它们。一面是有爱心、关心和富有同情心的人，而另一面则是冷漠，甚至让人讨厌的人——50分钟的会谈结束后，不回她的电话。我对待病人的方式和她理解的对待"病人"的方式非常不同。对她来说，这是一个可怕的非黑即白的二分法，她无法将二者融合起来。

当我带着某种治疗满足感听她讲话时，她突然问我是否准备好处理一些意外的事态发展。

这对我来说是个混乱的时刻，我试图提出一个理论框架。我想她在努力改善分裂式的移情。为了帮助她改善现状，我想她会强烈地防御这些诠释，比如对我的依赖感。我表达了这些我认为在内心同步发展的移情中构建的防御，允许精神分析师和督导师的画面浮现在脑海里。

令我失望的是，这些对她毫无意义。凯特觉得我不知道自己在干什么。我又一次忘记了如何理论化，老师们在督导中的指点也不知去哪儿了。失去指导，我感觉迷失了，像航行在浓雾中，十分尴尬。时间会证明她是对的。在我们工作的外围发生的事情确实很可怕，正如后来事态发展所证明的那样。

面谈

房间内寂静无声。我意识到最近在会谈中越来越活跃的模式，我保持了一段时间的沉默。我想她也得参与。我尽量表现得不那么害怕，也不着急，想着这次做点什么，不像以前很多次由我挑起治疗性谈话。

凯特："多么好的变化啊！我们在沉默中交流。"

我："好像你喜欢这样。"

凯特："是的，我喜欢沉默。沉默可以分为两种类型。一种是厌烦后的沉默，另一种是欢乐的、有创造性的沉默。"然后她站起来向窗外望去，说她也意识到我在治疗方式上犹豫不决：在一些会谈中我表现得很积极，然后突然沉默起来，让她感觉很不真实。

她说："也许是时候该走了。"她转身离开，而我彻底迷失了。

局限性

凯特说她发现这个地方对她没有帮助，因为我治疗的时间框架，有墙壁、有门的空间束缚，我按时开始，并在50分钟后结束。她有非常丰富的生活，要在有限的时间里把所有的东西都用语言表达出来，这是一种削弱丰富性的表达方式。

当我在脑海中思索着这样一个悖论，即一个人试图用语言表达，他会失去丰富的形象、幻想和遐想。我请她详细谈谈这个想法："凯特，依你看在我们工作的范围内，你认为需要多长时间来表达？"

凯特："我不太确定。也许只需要15分钟，或许在一些特殊的日子里可能需要好几个小时。我离开这里后，有时会在剩下一周内沉思会谈的内容，有时会谈结束就把这事抛到脑后。"

我："我是否出现在一周内的沉思中？"

凯特："是的，你的想法，我的想法……我一遍又一遍地反复思考。"

我们终于互相交谈了。后续的会谈也充满温情与活力，唤起了我对她讲自己故事的好奇。她谈到别人是如何被她吸引的，每天任何时候都会打电话给她谈论他们自己的事情，只要他们需要，她就会倾听。她希望我们之间也应如此，而我却没有提供。我"嗯哼"着同意。

我想我已经理解了她的深层矛盾心理，希望时时刻刻拥有我，同时又害怕我会服从这个愿望。她来这里是为了解决"恶"的部分，但我辜负了她的愿望。如果她能找到"善"的部分———一个不设限的医生，她又会跑掉。

我把这些瞬间的、表达不清的想法讲出来："告诉我什么对你是好的，什么是坏的？"

凯特赞同我的假设："对我有益的是坏的东西，反之亦然。"

与一个能够理解严肃的精神病学上这句简单的格言"好可能是坏，坏也可能是好"的人一起工作真是一大乐事。我有同感，用"嗯哼"来赞同凯特的自我解释。

当我享受这种相当令人满意的由我俩共同创造的解释时，她评论说，我好像太自信了。她认为我的立场可能有风险，并警告说我要小心我的足够自信。她在攻击我和她身上的善良。

我："我相信自己，并且认为我做得很好，我是一个好医生，同时我也非常认真地对待我的工作，并且我也准备着倾听你觉得我哪里做得欠妥。"

凯特："显而易见你是个好医生，但是你的自信是很危险的。你可能会犯错误。"会谈结束了。

在我看来，一场治疗性的谈话徐徐展开，她又留下我一个人，带着一些模糊但可怕的想法。

我们的工作对凯特的精神和人际环境的影响越来越大。凯特的爱人又来拜访我了。她对亲眼看见的事情非常担心，她的描述引发了我的恐惧。凯特很长时间不语不动，她已经退缩到一种完全恍惚的状态，独自思考，自言自语，看起来已经精神错乱了。这些发作明确地在心理治疗之前或之后几天出现。

想到这个令人忧心的少女，我就会意识到随着治疗的展开，凯特对我产生了自相矛盾的影响。与我认为罹患重性精神疾病的人工作，我感到很满足，并为我的工作感到自豪。同时，我有可怕的幻想和恐惧，凯特或者她的家人、朋友可能会做可怕的事情——用暴力的方式杀死我，或用猎枪崩了我，或捅死我。这些极度矛盾的幻想也许与凯特的脑海里的有相似之处。

着迷的反移情

我日益增加的着迷的反移情和兴奋让我担心。我以前已经多次学到把这种反移情理解为一种凶兆，所以我问凯特这项工作对她来说意味着什么。

凯特："我不想要什么特别的东西。我活在当下，对未来没有任何期望。我从来没有任何梦想，因为我已经理想化了我的生活。我在所有事情上都是最好的，我在高中和大学都是优秀学生，在家里也是乖乖女，我也会是一个非常好的朋友——只要能想到就能做到。"

基于她的家庭里有原始的退行关系的想法，我告诉她我的假设："善行也可能促使你放弃一些你的想法、兴趣爱好、能力等，让自己的生活变得不那么完整、复杂、充实，例如，你生命中的一部分，是属于你的弟弟。也许反之亦然。"

这是会谈中一个有趣的时刻。凯特变得充满活力，谈起她弟弟和她截然相反。有时她想和弟弟有同样的态度。他致力于生活中的"小事"：用篮球明星的照片装饰他的卧室，总是和别人谈论他日常生活中的琐事，过着无忧无虑的生活。弟弟在她眼中，总是追随着自己的梦想，非常自私，与人交往是现用现巴结。然而凯特是她弟弟唯一尊重的人。他会害怕那些比他优越得多的人。凯特会帮助他维护在这种关系中的自尊。她扭捏地承认，她其实讨厌与弟弟关系中的某些方面。

我倾听她的想法并支持那些想法。我对她的叙述感到满意，因为我觉得她正在养成一种自我分析能力。在那个漫长而激烈的故事之后，凯特开始颤抖，说："天哪，我厌烦和厌倦再谈论我的家庭。"她补充道："即使她想到家人，她的母亲和兄弟都让她精疲力竭；唯一让她感到宽慰的是她的父亲。"

面谈

凯特和她一个朋友一起来参加会谈，她的朋友怀里抱着一只黑色的实验室小狗。凯特问是否可以带她朋友的小狗参加，因为她的朋友约了医生。不知为什么，她激起了我强烈的恐惧和愤怒。

我："我不知道带小狗参加会谈是否像递给我枪让我开枪打你一样。"因为我太喜欢狗了，我自己也养了一只黑狗还有几只其他的狗，当时这个构想看起来很奇怪，但最终证明我是对的。

在我拒绝让小狗进入心理治疗会谈后，她提出了我最近拒绝的问题：首先，我拒绝听她说什么。前几次会谈，我打断了她的谈话，她本想谈论"这节会谈有些奇怪"这个平常的主题。这是对她的自由联想进行的积极干预，是对尊重病人自由联想的基本精神分析态度的矛盾的立场，但我觉得自己被压制，一直被这个主题攻击。正如詹姆斯·T. 麦克劳林（James T. McLaughlin，1991）和奥格登（Ogden，2005）深刻揭示的那样，词语和言论确实变成了行动。如果侵略性成分是无法容忍的，人们可能会脱离平常宽容的立场，而要求停止侵略性。我限制了她咄咄逼人的重复质询。现在我又限制她带朋友那只可爱的小狗来到咨询室。

我："凯特，当你说某件事是'好的'时，我总是很担心。我不断地从你自称好的方面评估你的评论、叙述，以及你提出的要求，这些实际上可能对你非常不利。进一步说，每当你想给我一些东西时，我总是很紧张。我马上暗自忖度，这是对我的攻击，还是我偷了你什么东西。"

我不得不把凯特的独特语言当作需要翻译的梦幻般的作品。它充满了颠倒和置换：好也许是坏，慷慨可以是自私，给予可以是索取，爱可以是恨，诸如此类。

一个人怎么和狗生活在一起？

凯特最近收养了卡拉，一只可爱的黑色的实验室小狗，就是她想带到咨询室来的那只，她朋友因要离开这座城市而留给她的。卡拉需要狗粮、狗床、玩具和兽医护理，这对她微薄的收入是很大的压力。然而对凯特来说，饲养卡拉最困难的方面不是经济压力，而是她的存在。

卡拉的生活没有规律，没有时间感，没有秩序感。它半夜起床，需要被带出去撒欢满足它的自然需要。它会在凯特的小房子里蹦蹦跳跳，然后睡好几个小时。没有人指导凯特如何与这个可爱又让人抓狂的动物相处，凯特只有依着它。当小狗兴奋地跳来跳去，她会跟着跳，然后卡拉睡觉了，她会一动不动，躺在卡拉身边，这样就不会打扰小狗的睡眠。这只活泼的小狗给凯特造成了深深的困扰，让她的生活变得悲惨。

谈到她和卡拉的冒险活动时，我忍不住极度怀疑凯特是否看到了她自己、卡拉和我之间的一些相似之处。

凯特微笑着说："你可能是对的。"

在剩下的会谈中，她把谈话的主题由卡拉换成了我，以一种让我感到不舒服的方式谈论我。她说："你心里很紧张，想掩饰，但是你的眼睛和表情却出卖了你。"我完全同意她的观点。

"这一切都写在你额头的皱纹里。"她补充道。令我惊讶和惊慌的是，她又一次准确地洞察和解释了。在被别人看到和理解时，我有点不舒服，我用"嗯哼"来赞同她的分析。她继续尖锐地分析道："不然的话，你应该看起来更年轻。你家里可能有个病人，或者你自己也生过病。"她说的都对。

我有些不情愿，希望她的质询能快点结束，但同时又对其自虐式地好奇，我告诉她这些想法很吸引人，并请她进一步谈谈她的印象。让我感到既宽慰又失望的是，她说："我会停下来，这样非常危险。"我想知道是我阻碍了她的探索，还是侵入了她的创造空间——在这个例子中是玩弄我的个人形象——就像她刚才抱怨的那样。

面谈

凯特在会谈开始时评价我有点奇怪。她觉得我好像不在场。她的洞察力真是惊人的。几年前我父亲突然去世的悲痛之情正在慢慢减轻，他走了我也不再手足无措或害怕，而是逐渐习惯了没有他也要好好活着的想法。我慢慢地站了起来，找一些快乐的碎片重新填补到我的生活中，伴随着一阵阵内疚的悸动。

我："我想我不再那么害怕你了，真的。既然这样说了，我也期待你不再那么害怕。你在令人惊讶的开放和诚实之间摆动，一方面非常感兴趣和喜欢我们的会谈，另一方面又令人害怕地隐藏自己和怕受到威胁，就这样一直摇摆不定。在我看来，你似乎确实知道如何把这些零碎的经历组合在一起。"

凯特回应，我在做一些非常危险的事情。就像暴风雨前的寂静，她警告我可能不会再回来接受治疗："我的身体可能想待在家里，如果我不来，你也许会松一口气。"几天后，她打电话过来说不想来治疗，因为她正在痛苦之中。当她听说我不再害怕她时，她深深地受到了伤害。

大的裂痕——我要离开了

大约工作了一年半，我被另一个州的一家医院录用了，决定在几个月后离开医院。当凯特听到这个消息时，她想立即停止和我的工作，但是同意我的建议，在来年确定一个终止日期，并为此而努力。

在这次告知之后，我等待着她的悲伤和愤怒，但是凯特却为我们的工作开启了一个不同的主题。她对我的过去很好奇，问了很多我受训的问题，我回答了一些。她夸赞我的咨询技术高超，告诉我大约十年内我会成为一个有成就的咨询师。看到她触碰我的梦想——那时的我想成为名医，这真是令人着迷。她离开会谈时情绪异常激动，甚至第一次说"再见"。我有一种幻想，她要放我走。

但我错了。在下一次会谈，她说她非常爱我。我很惊讶，对她的情感表示谢意。我有个幻想，这更像是一种婴儿般的依恋，但在接下来的会谈中，她说这实际上是成年人的爱。作为女同性恋，这是她第一次向男人示爱。

我："看到你的另一面很新鲜。我只是意识到你好奇心的一面，也意识到一点点你会生气的那一面，除此之外再没有什么了。所以让人惊讶的是——你还有其他一些普通的方面。"

"普通"这个词与凯特不太相称。"我有很多不同的方面，只是你没有意识到罢了。"

我："也许我可以听听那些方面，而不仅仅是猜测或者意识到它们。"

然后她突然问了我一个问题:"我看起来好看还是只是过得去?"

当我问她所说的"好看"和"过得去"是什么意思,凯特坚持说就是它本身的意思。

我告诉她,我真不知道这些词的明确含义,尤其涉及好与坏、对与错、丑与美。

我没有回答她的问题是对的。凯特感到很痛苦。博比,她的伴侣和挚友,想搬到南方。博比坚持认为两个人搬到另一个城市就可以摆脱凯特的父母和我,她的父母已经将凯特扫地出门。

我:"那么,我的事情也加深了对你的伤害。"

凯特:"是的,非常深。"她告诉我她前天见过我儿子,这让她更加伤心。我们的医院在一个小镇上,所以病人在餐馆、杂货店或其他公共场所看见我和我的家人并不新鲜。当凯特偶然在本地的购物中心看到我儿子时,她发现我儿子看起来很伤心。凯特觉得他需要我更多的关注和陪伴,并为我的儿子感到难过。

这是令人感动的察觉,也许反映了一些关于她的事情。作为一个忙碌的治疗师,工作时间的确很长,对于我和儿子的关系,她说得有道理。我有种悲哀的自发联想,爱就是忍受离别或失去你爱的人,正如父亲去世几年后我才完全理解对他的爱有多深。当我声明要离开时,凯特更加察觉到她对我的爱。

我把这些想法透露给了凯特。她泪流满面。

随后潘多拉魔盒打开

正如我所料，我们进入了一个徐徐展开的色情性、依赖性移情的熟悉领域，潘多拉魔盒打开了。一个周末，当我和家人共进晚餐时接到了凯特的电话。她请我和妻子去她兼职工作的书店喝咖啡。我谢绝了，明确表示我不愿那样做。过了一会儿，凯特的朋友打电话来问我为什么拒绝了她的邀请。我重申我不愿意去喝咖啡或聊天并挂断电话。她朋友三番五次地打过来要跟我谈，我告诉她，如果她们再打过来，我会报警的。我为自己的隐私受侵犯感到不安，整晚都没睡着。

次日凯特来会谈，我明显很生气，直截了当地告诉她，她的行为是不可接受的，我们不能这样工作，她必须尊重治疗程序。

凯特："你不知道如何保护自己，因为你害怕。"

我仍然怒气冲冲地说："我当然害怕。这和有人出现在你家门口，闯入进来，攻击你没什么不同。"

当我说话时我突然意识到，对凯特来说，恐惧是一个陌生的概念。她对我的恐惧感到很惊讶，她把体验和遏制恐惧的功能交给了我。我心想："她已经意识到，我在反移情中不再有强烈的恐惧，所以她是通过无意识地挑拨别人来攻击我的，希望她自己能理解。"然而，这种准确的自我解释并没有减轻恐惧感。

凯特与她的"朋友们"友谊的终结

凯特显得精疲力竭。她告诉我她的朋友们正在慢慢消失，让她有种解脱感也有痛苦的被遗弃感。我认为这是一个艰难的过渡期，但对她有利。凯特同意我的想法。

她向我提出了一系列尖锐的问题，问了些关于她那些自杀的朋友离开她的新问题。如果他们决定自杀并采取行动呢？如果真是凯特逼他们自杀那怎么办？如果凯特不在身边，她母亲会不会想着自杀？随着一些松散的联想，她传达着这样的想法：也许她唯一的优雅的出路就是变得精神错乱，被关在避难所里度过余生，或者逃到一个未知的岛屿，自杀，从而从地球上消失。

随着我对这些重要想法和幻想越来越了解，我告诉她，她想要为自己做些事，就意味着明确的死亡风险，这是由于被生活塑造和她自己建立的认识所导致。如果其他人要在这种关系中存活下来，那就要有人在精神上死去。如果她敢于离开一段感情，那么就有人有死亡的危险，不管是凯特自己还是她的亲友。

令我惊讶的是，凯特无论是精神上的还是现实中都冒着死掉的风险，无论是她对自己或其他人。她成功地送一位友人去了另一座城市，还有一位朋友也准备离开。她还在接他们的电话，但回应很简短，表达了她想在不久的将来结束与他们的关系的想法。凯特已经认同了我越来越明确的范围和边界。我通过我们的工作带领她延伸她的差异化能力，最终通过舒适地结束治疗，让她练就一种新技能，即形成边界感，无论是对她自己还是对其他的事情。

分离意味着死亡

我在医院工作中抽时间休假一个月，回到我的祖国土耳其。回美国后我们开始第一次工作时，凯特看起来好像病入膏肓，体重减轻，不修边幅，精疲力竭，精神恍惚。更糟糕的是，她不记得我们以前是如何一起工作的，她把什么都忘了。

上个月对她来说是灾难性的：她父亲心脏病发作，做了紧急搭桥手术，凯特自己严重胃出血，接受短期住院治疗。我深表同情，为她父亲的困境和她生病感到非常难过，并且说我对她和我们的工作印象非常深刻。

凯特："嗯，那很好，我当然希望你能帮助我记起在你消失前我们在想些什么。"

打鸡血式复活

下次治疗凯特像打了鸡血一样复活了。她说我对她的想法理解不准确，我的解释使她看起来像个软弱无能的人。在我一个月假期前的会谈中，我简化了她丰富的家庭结构。我的归来重新唤起了她对我们紧张工作的记忆。当她与我们中断的地方建立丰富的连接时，我对这件事突然转变感到惊讶。

快乐是短暂的。既往建立的治疗性时刻很快变质，令人懊恼的是，她再次告诉我一些威胁即将来临。当我请她澄清一下她在说什么时，她几次会谈都语焉不详，那时，她那神秘的叙述已经开始让我精疲力竭了。

最后，在没有治疗性语境的情况下，我问她："你到底在说什么啊?"我想让她马上解释一下。

凯特被我的强硬吓了一跳，听起来好像她父母正在计划什么似的，她还说了一句令人震惊的话:她建议我停止做个体治疗，因为这是一个非常危险的方式。我意识到不能从凯特那里得到任何进一步的澄清，我的挫败感又升了一层，我愤怒地告诉她，我真是厌倦了她的威胁。她立刻起身离开办公室，一句话也没说。我一个人留在那儿，对自己的愤怒和她的突然离开都感到震惊。

许多病人向我表达他们的愤怒和挫折感，我也偶尔向他们表达类似的感情。他们离开办公室时偶尔会摔门，喊叫咒骂。我自己从来没有这样做过，但常常渴望有这样的机会。然而，这感觉就像是一个特殊的时刻。她突然离开了会谈，在幻想中，我感觉是我把门摔在她脸上，让她滚出去。回想起来，我也想知道自己是否能够或者愿意再这样做一次。

我试图理解并从这一系列意想不到的互动中恢复过来，使事件变得理智一些，并怀疑是否有可能是我对正在发展的色情性移情进行防御。我记得她已经变得活泼起来，穿着性感的衣服来会谈。我担心自己和她的安全，担心我作为治疗师的能力，并且意识到我也享受着她反正终有一天要离开这种深藏的愉悦感。

几个月后，她打电话给我，问能不能谈20分钟。我同意了，我们进行了简短的讨论。凯特感到很痛苦，很孤独，很伤心，她想知道我是否还能再和她一起工作。我用自己少见的冷漠口气告诉她，如果她想重新开始工作，并同意合理的终止日期，那么她必须尊重治疗工作，她和她爱人的威胁不要再出现在会谈中。

凯特承诺她会非常努力地尊重我们的工作。她讲述了一桩让人大跌眼镜的事情。凯特的母亲情绪低落，她的父亲和弟弟告诉凯特，我们的工作正在破坏家庭的稳定并想知道谈话内容。由于来自家庭的这些压力，她一直在与家人分享我们工作的所有细节。现在她答应她会把这一切都留给自己！

回到终点

在谈崩后的第一次会谈中，凯特谈到了她在父母家所经历的可怕的恐惧感。她开始注意到平时待人温和、说话温柔的父亲新的一面。凯特现在觉得他是一个有暴力倾向的人。他开始谈论凯特应该"离开"，或者她消失是不错的选择。这些模糊的评论引起了凯特对自杀/杀人的强烈恐惧。我记得几个月前我有过类似的幻想和恐惧，现在我目睹了最初投射到我身上的侵犯行为的一个主要来源。我对目前的危险情况表示同情，并指出她新的恐惧体验。

"凯特，"我说道，"尽管恐惧是一种令人不快的情绪，但有时它也会很有帮助。"她点点头。

然后她把一个棘手的问题摆在台面上：她问我是否接受她继续咨询。在痛苦地意识到我的矛盾心理后，我说："我不太确定。与你工作是很困难的，因为你非常忠诚。然而，考虑到你的处境，我发现你相当理智，并且已经注重自我发展和参与治疗，所以我想有一个体面的结束。"在会谈结束时，她又说了一句有趣的话："你几个月来一直试着让我意识到这种移情。其实第一天你就达到了，但我花了好几个月才摆脱这种困境。"因此，她继续引诱我，让我惊讶于她不同寻常的复杂的头脑。

我指出凯特的朋友们不断从她的生活中消失，我做出一个自认为十分贴切的解释：别人对待她只是为了满足别人的某种需要。她就像沙漠中动物寻找的水坑，不可或缺，但这些动物是没有人情味的。如果她不提供水，那么他们会在其他绿洲寻找水源。当我谈到这个主题时，我的脑海中也意识到了一个相似之处：我在与她的工作中也找到了治疗性的绿洲。几个月后，我打算离开她，在我的病历中写着"成功治疗病理性前驱期精神疾病"。我强烈地察觉到凯特身上有种允许别人把她当工具用的感觉。她不是个完整的主体；她是一个不值得别人同情与怜悯的人。

凯特想到了她父亲。他在石油企业里平步青云时妻子却崩溃了。毫无疑问，这个家族的秘史蕴含着一个巨大的核心真理，那就是自己是应该奉献的，尽管离晋升到高级管理层非常近，但他毅然决然地辞去了那份有前途的工作，回到家里，专注于呵护他心爱的、沮丧的、有精神病的妻子。经过几年的密切照顾，随着持续的精神病治疗，他挽救了免于自杀的妻子。一旦她走出几次企图自杀和几次短期住院的泥淖，她的病情就稳定下来，几年后，在她三十出头的时候，她大学毕业了。病魔消失了，她能够继续完成研究生学业，随后成为该领域杰出的教授。然而，凯特的父亲却陷入困境，找了份收入微薄的工作，而且可能对自己生活的某些方面愤懑与不甘。

我指出了凯特和她父亲惊人的相似之处。她承认我的这种解释性的观察，并说他是睿智的人，被人称为"教授"。凯特的许多朋友会来找她父亲交谈，有时直到凌晨。经过几个小时友好、热烈、充满激情的谈话，有时谈话听起来像是政治辩论，凯特的父亲常常"获胜"。他会说服年轻的对手相信他论点的正确性。他会对他们的个人问题提出建议并借钱给他们。在凯特周围的社区里，他已经成为一位受人爱戴的长辈。

凯特创造性的毁灭

当凯特深入研究她父母的故事时，她想起了一个围绕她创作的核心主题，诸如绘画或写作。她常常在几分钟内自发地画一幅画或写一首诗。每个人，毫无例外，都会对她的创作着迷。然后，他们要么直接抢走绘画或诗歌，要么会对它们发表一些见解。这两种行为都令凯特心烦意乱，尤其是后者。她觉得解读一幅画或一首诗，就其本质而言，是一项复杂的工作，但评论者会很确信他们简单的解释。这会让凯特大发雷霆。

现在我正在心里记下这些，来说明我是如何重复这个脚本的。我对她的故事还有我们的工作深深地着迷，没有放弃我自信的解释。尽管有这些内在的交流，但我依旧试图去解释她的心灵、自我意识是如何被偷走的。

她同意并联想到周围人最近改变了和她相处的模式。现在，他们不再对她的创作表现出具有嫉妒和攻击性的兴趣，而是为她感到难过，而当别人为她感到难过时，她又觉得她伤害了他们。

当她认识到她能拥有什么，别人能拥有什么的时候，凯特正面临着生而为人的痛苦处境：伤害别人也被人伤害，害怕别人也让别人害怕，体现诸如此类的矛盾——被人影响也影响别人。这个是被克莱因天才般地描述为"抑郁位态"的世界。对这些困境的认识对凯特来说是如此的痛苦，以至于她害怕她的身体不能忍受，她可能会死去。

我由衷地抱歉。当我向凯特表达这一点时，她说："哦，不，这不是另外一个！"她承认，为了改变，她也为自己感到难过。

然后，她开始用丰富而令人回味的方式谈论她的生活，并且给我讲了一些我以前不知道的细节：大约四年前，她改变了自己的生活方式以保护和拯救鲍比，鲍比成了她的情人。在改变之前，她是一个活跃、双性恋的女人，对音乐、写作、跳舞、喝酒和嗑药感兴趣，并且与很多男男女女有过风流韵事。但是和鲍比见面后，她的内心发生了一些变化，她全身心地投入到保护她的事业中，就像凯特的父亲帮助她母亲走出困境一样。在这个过程中，许多其他的"病人"，其中大多数是朋友，也占满了她的生活。现在，她的故事都讲得通了，我逐渐意识到她到我办公室产生的退行。

躯体

随着凯特开始更多地接近她的情感状态，她开始经历从不规律的心悸到胃部不适的多重躯体不适。偶尔，当她和鲍比谈论她痛苦的过去时,她会退行到极度悲伤的状态,那时她会失控地抽泣、呕吐,有次尴尬地吐了自己一身。她无法控制自己的身体这一事实使她深感不安。多年来,凯特对他人过度的兴趣已经成了她的负担,而现在,凯特感到她身体内翻江倒海,负担又加重了一倍。

凯特:"我的灵魂开始苏醒,但肉体却不受控制,这真让人痛苦!"

我:"嗯哼。"

凯特:"那我有没有可能得精神分裂症?"

我:"治疗早期我曾怀疑你可能患有精神分裂症,但现在我觉得你不会,即使你可能罹患某种可怕的精神异常。"

凯特:"我会有某种精神异常?"

我:"有可能,你的创造力惊人。你可以选择做一个精神病人,但你也可以找到更好的活法,我想,前提是你可以接受自己的平凡。"

然后凯特问我是否因为要离开这个治疗而感到如释重负。我回应,的确可能会感到轻松,但离别他人、离开一段关系有很多感受,但我还是会想念她。她说自己从来没有思念过别人,也从来没有感到与他人分离,不知道如何品味这些苦涩。

我询问了她的躯体症状,她说考虑去看看医生,但医院是个让她悲伤和害怕的地方。我可以想象当她离开我们的治疗、离开我、离开她自己时,她会看起来像个疲惫不堪、身患重病的病人。

治疗的终点到来了,凯特变得非常忧伤但并不想对此进行哀悼。她说:"我不想这样做,哀悼迟早要来的。"当她想拨开离别的思绪时，我却轻柔地想让我们回归到此时此地，但这对我和她来说绝非易事。

通过治疗，她身上发生了巨大的变化，周围再没有朋友需要她帮助，也没有给她提供帮助的人。凯特厌倦了鲍比不停的抱怨和父母、弟弟无止境的问题。她的叙述中有些新的东西出现。她会声明自己能力有限，也会被搞得精疲力竭。她已经从夸张的无限忍耐到了拥有平常的界限感。

作为治疗师的凯特

治疗中，我指出她为何感到精疲力尽，她试图把一些患病的人拉到她的羽翼之下，而没有察觉到她在做什么。她提醒我说，我有类似的倾向。我对这个准确的观察多少有些惊讶，承认她富有洞察力的评论，但试着加以反驳。

我："你言外之意也不无道理，但在最后的分析中，假设我们都作为治疗师，你周围有二十多个非常依赖你的患者，而我只有你一个。"

凯特："是的，你有像我这样的人，而我自己有二十多个难缠的病人。假如，当你有二十多个比我状态还差的病人，与他们离别是什么样的感受。"

凯特所说是对的，我很佩服也很嫉妒，就像她之前很多次的洞见一样。

末次面谈

她一次次地来做所谓最后一次会谈时，我变得异常焦虑和害怕。这是我治疗中少见的时刻，我什么都做不了，只是徒增烦恼而已。让我震惊的是，每次治疗开始她都说这是最后一次了，她说不想把我逼疯了。对她来说好像觉得我快要疯掉了，想把她赶出治疗室，或者更糟糕的，被她爱的渴望所诱惑。她说要是她处在我的位置，现在早就疯掉了。

然后她列了一长串的单子，详细记录着我在治疗中的毛病，并质问我是不是故意的。

当我指出她的暴怒时，凯特说："是，我就是很生气。但我想让你知道，站在我的立场想想，如果你犯了严重的错误，结果是非常可怕的。"我们工作的第一个月对她来说是非常难过的，这是一段痛苦的时光。她被别人和自己折磨得快要撕裂。

两年的治疗后，我活了下来，作为医生与她持续不寻常的高强度工作——多数时间充满苛刻的、对抗性的过程——我察觉到一种攻击性、伤人的态度和明显地缺乏感恩的心。

等我平静下来，说希望她继续批判我们的工作，发现我的或者她的失误，从失误中学习的确能够帮助她，并补充继续保持凶狠（vengeance）与愤怒的能力，这会对她帮助巨大。凯特回应，狠一点的确有用，因为她已经在学校通过了两门课了，这两门拖了好几个月都没过，现在她离顺利毕业又近了一步。

她走出办公室，蓦然回首咧嘴一笑："不管怎么说，谢谢你。"我感觉彼此都和解了。"不用谢，祝你好运。"这是我最后一句机械的回应。

　　我偶尔听到凯特的事。她和鲍比移民欧洲，那儿对同性婚姻更包容，听起来她们生活很幸福。

凯特案例的反思

少即是多

　　我决定与凯特一周一次的会谈频率和既往与严重精神病人的工作大不相同，但事实证明，在本案中这样的频率是非常有用的。我和凯特的低频治疗与她对她的"病人"无尽的帮助形成鲜明对比，因此，我没有意识到这从一开始就是一种行动阐释了。后来发现，卡塞尔医院（Cassell hospital ）一项研究证实，减少住院病人在院时间，对于治疗严重精神疾病的患者来说更有帮助（Chiesa et al., 2003）。这也是对我与凯特工作方式的一种支持。

来自病人人际关系的影响

　　凯特这个案例充分说明了，在治疗中找到足够好的新的客体，需要内在表征世界与病人外在人际关系动力大洗牌。这在文献中是很少被探寻的领域，但在每个分析性的干预中都不同程度地有所呈现（Paniagua，2012；Simmel，1929）。凯特的案例更加突出。我和她只通过个体治疗和零星的伴侣治疗就完成了这项令人惊叹的工作，但这个棘手的问题经常需要转变治疗框架，带来"核心客体（central objects）"，而不仅仅是移情/反移情脚本。治疗师作为活生生的人进入咨询室成为必要条件，以此来避免治疗性的失败。

我对这个治疗技术坚信不疑，但一些临床心理学家有截然不同的立场，他们建议来访者需要单独接受一周四到五次的治疗。他们甚至建议用上躺椅（Boyer，1986；Vamik Volkan）。我也不知道从理论上如何解决这些不同的立场。但我坚信，"个人风格"和"技术倾向"可能只是精神分析差异化的幌子，我们既定的技术实际上反映了我们不同的人格，以及对病人的移情。

不论怎样，凯特的治疗最终还是成功的。但在我们长达两年的治疗后期，我才想到如果一开始坚持让她做伴侣治疗、家庭治疗，那么对她和原生家庭来说会减少一些痛苦。拥有凯特和其他个案的成功经验后，我对做伴侣治疗和家庭治疗更加得心应手，后来慢慢地也取得不错的疗效。下一章，我会简单介绍我是如何与罹患严重精神疾病的病人的双人防御（bipersonal defenses）和双人/家庭阻力工作的。

第六章
从医院到工作室

波琳——要看医生，除非我们一起去

（薛飞 译）

一位男士打来电话，很绝望地为女儿寻求帮助。他的女儿似乎患有精神疾病。由于孤僻和生活自理能力差，他的女儿住院了几个月。

她在家里的地下室与世隔绝，白天睡觉，晚上上网。她也表现出轻微的怀疑心[1]；她会非常注意周围人的一举一动，并将其解读为对她有意义的信号。

我告诉心急如焚的父亲，乐意提供一次咨询来看看我是否能和他的女儿一起工作，并请他转告女儿我们的谈话，我们随后的谈话她也可以知道。几周后，我接到了父亲的电话。他告诉我，尽管他和妻子尽了最大的努力，但他的女儿对来我这儿并不感兴趣。

---

[1] 精神分裂症早期的表现之一为怀疑心，认为与己无关的周围人的一举一动开始和自己相关，或者给自己暗示什么。例如，患者可能认为旁边有人吐痰就是厌恶自己的表现，只不过没有明说，可能上前与其发生争吵。关系妄想即为此类行为的典型症状学表现。——译者注

我建议以家庭治疗开始。他很困惑，不明白一家人来的原因是什么。在他看来，女儿才是病人，然而出于绝望，他同意试一试。令父母吃惊的是，将成为我的病人的波琳，同意和她父母一起来我的工作室做家庭治疗。

在我看来，这并不奇怪：我对父亲的建议是在被实践验证过的假设基础之上，无论是原发性或继发性引起病人的精神疾病，病情发作之后整个家庭系统陷入混乱的旋涡，每个成员被缠绕到退行的关系网中。因此，解决方案要么是病人住院治疗，要么是把整个家庭系统带到治疗中，以解决病情发作后的继发性退行。

我推测波琳和其他病人一样。我直觉地理解了这个假设，并从投射—内摄（projective-introjective）的快速干预中感到一种无意识的解脱，使她关注的焦点在"问题"上，并从我邀请治疗中找到了一些希望。

波琳简史

波琳是一名30岁出头的高中教师。她的父亲是位跨国商人，他大部分时间都在不同的国家旅行或生活。她的母亲是位家庭主妇。她是他们唯一的孩子，讨人喜欢，活泼可爱。认识波琳的人称赞她冰雪聪明、美丽大方、善于交际。她的善良是出了名的，常帮助老人和孩子。

大学毕业后，波琳开始做一名高中教师，她热爱这个职业。在校园里，她爱上了一位老师。他们谈了几年恋爱，然后订婚，同居。在她20多岁的时候，波琳开始表现出一些微妙的行为变化。她开始变得越来越多疑，认为周围人做出的手势是在嘲弄她，有时还感觉有人跟踪自己。为了平息上述焦虑，她开始酗酒。随着时间的推移，她的行为变化和酗酒严重到对工作失去兴趣：她终日在公寓里饮酒，最终被解雇。那段时间，男朋友也离开了她。

丢了工作又失去了爱人，加之来自家庭的压力，她被击垮了。波琳同意长期住院治疗，缓解症状并接受精神病学评估。

治疗后她能够维持清醒的状态，但停止服药。她父亲联系我的时候，她已经退行到整日在地下室与世隔绝的状态。评估她的时候，我认为她无明显的精神症状，处在一个更低的边缘人格组织。我们开始进行一周两次的个体治疗和隔周一次的家庭治疗。

面谈

波琳和母亲一起来的。这位母亲谈到她是如何怀念过去"好"的波琳。当我问她是什么意思时，她生动地描述了她所期盼女儿的样子：波琳是她的掌上明珠，她的家人和密友都很喜欢她，就如下面这段"扎心"的记忆所展示的那样。每到冬天，他们就会去旁边雪山上的家，在那儿度过一个星期的美好时光。亲戚们相互走动并告诉波琳母亲，她们会说波琳是多么地可爱，她拥有最深情的微笑和美丽的凝视；她会看着你的眼睛，温柔地握手问候你，问问你现在过得怎么样，会让你在愉快的谈话中觉得她在意你。

赞扬之声让母亲心花怒放。波琳和小伙伴们去滑雪，玩耍。她去了不玩，反而照顾准备在小山丘上滑雪的孩子，所有的家庭都觉得欠她太多。在强者如云的高中时期她依旧出色：成为游泳健将、学霸，还和"班草"约会。

波琳在学校和家庭里的闪亮形象对母亲来说就像美梦成真：在悲伤的日子里还苛求什么呢？丈夫开始创业，虽说给新家提供了物质保障，但由于工作需要，夫妻聚少离多。因此，母亲不得不独自抚养波琳。当我邀请波琳讲述她在青少年时期如何看待这个世界的时候，令人惊讶的是，她讲出了一个截然不同的故事。她觉得自己一直在表演为别人服务的角色。

学校里的明星，雪山上助人为乐的姑娘，在别人眼里，她是集美貌与才华于一身的女子，是"别人家的孩子"。可她自己觉得，这些都是需要付出行动来完成的令人厌倦的义务，她觉得自己从来没有真正活过。做个"好姑娘"让她精疲力竭。

对于波琳的母亲来说，这些澄清都是令人惊讶的新故事。因为她从外表上看到的事实与波琳内心的感受正好相反。母亲不知道波琳心里究竟怎么想的。波琳说的是我在前文提及的虚假自体，我在芭芭拉的案例中谈到过。

这是技术上相对容易的时刻，阻抗最小。当邀请她展开来讲自己的感受时，她描绘了一幅与外界观察的完全不同的画面。我再请她深入地讲出更多具体事例，她却闭口不谈，态度坚决地拒绝讲述内心的感受，也不愿解释为什么拒绝讲述。

她会挫败我的努力，说过去的不想再提。我发现坚持对这部分阻抗的分析让波琳极其痛苦。遇到这种情况我只是简单地将探索推迟了几个月或许是几年。通过与波琳合作，我逐渐了解到，这些巨大的阻碍包含了她自己和对父母的一些令人痛苦、尴尬的记忆。如果她要深入回忆这些往事，她就会对来自父母的伤害或者想到伤害她的父母而感到羞愧。

面谈

波琳和她的母亲正在制订旅行计划。

母亲："我想休个假，波琳想跟着一起去。我偶尔会打个电话看看她的情况。我需要尽快买票，因为票价越来越贵。"

波琳正在修一些研究生课程，说："我没法改变课程安排。他们会给我打电话安排口语考试的课程，但到目前为止还没有，所以我不知道我是否能在你计划的时间前出发。同时我对你的要求也几乎是有求必应。"

我想我们的连接可以提供给精神分析一些可以研究的材料。以下就是一些心灵内部和人际间的冲突元素，我脑中飞快地思索着这些重点：

母亲想去旅行。

她想让波琳和她一块去。

她想尽早订票，以便有一个合理的价位。

波琳看起来对母亲想让她陪着一块旅行非常不情愿，也不确定什么时候能去。

母亲也不想先把票买了再通知波琳，这样会伤到她。

波琳没有得到学校准确的补考时间。

波琳很想去，但想到这趟旅行主要由母亲做主，她只是想让自己陪着。

猜测母亲和波琳在这样的情况下，很容易相互嫌弃。

我还进一步推测，在更深的层面上，母亲还是在为了那个核心的问题纠结：波琳在生病的情况下，到底能不能独立做出决定，抑或她是否在操控自己买票？这是很普遍的，对于挣扎在边缘性或精神病性结构的病人，如果不是时常困惑病人的自我功能，也会疑惑到底她是无所不能的还是无能的。

脑海中有了这些迅速的构想，我做出进一步的诠释。

我："波琳，你好像让这件事听起来母亲让你去就是为了她自己。你能不能解释一下？"

波琳："别误会哦。为了团聚，我当然想去这个家庭别墅，但我也知我去了以后就要起到某种功能去服侍母亲。她通常不怎么喜欢我，就沉浸在大家庭的聊天中。但如果她需要激烈争辩，其实倒不经常发生，要我说几乎没有，但在这样的情况下，她会找我寻求帮助。"

我："为何如此？"

波淋："我也不太明白。但我觉得我对她很重要。"

我对母亲说："这与我们以前的谈话有联系。我认为在你的生活中，你最缺的人其实是你的丈夫。经济上他支持你，但他常年不在家。如果能与他人商议，日常决定就变得更容易。所以波琳在这方面可能填补了丈夫的空缺。"

　　母亲："我百分之百同意。亲戚们乐意住在我们的房子里，这帮助我补偿了丈夫的缺席。但我慢慢发现这安排有很多问题，所以我决定自己来抚养波琳。我甚至没有雇保姆或管家，部分原因是我觉得自己只有一个孩子，应该能够照顾她，而不应该像个被宠坏或者不称职的女人那样管不了。那些年我内心非常孤独。我是个没有主见的人，做许多决定前会先试探波琳的反应。"

　　我："这已经很清楚了，换个角度说，波琳习惯让你参与她的决定。这个例子中，波琳没有告诉你她什么时候能来。一定程度上是因为她考试的安排，但也很重要的是，她不会说'为什么你不去预订机票，我可以随后来'，相反，她说她想要来。但又不给你一个准话，让你处于不确定状态。"

　　波琳接着说，她觉得非常对不起母亲，如果母亲单独去，她就会感到内疚。她被远出拜访其他亲戚或者只是待在城里而不是时刻操心着她的父母这两种想法撕扯着。

　　现在我从被投射的主体，也就是波琳那边开始工作。波琳正在探索，以积极的心理学立场让这个咨询师/咨客循环起作用。本例中，她也创造一个类似的积极循环，但是逆循环是她的母亲，那个需要她帮助的人。换句话说，她扭转了母亲和女儿长久以来的不对等，成为那个提供帮助的人而不是被照顾的人。

　　潜在的逆转（reversal）不对等现象可以理解为投射性认同过程。我们很容易想到这个按时间顺序成熟的人：作为这个过程的启动者的母亲和父亲。但随着孩子的成长，他们很容易成为活跃的中心，扭转业已成熟的模式。芭芭拉和她父母的关系，就是这种现象的很好的例证。看待此问题的一种视角：在她十几岁想变成一个"好女孩"的时候，把父母看作无助的、有缺陷的人的想法已经刻在她的骨子里，这在她成熟后的岁月里变得更加明显。

这种潜在的逆转是个重要的观点。它引发一个构想：同一时间，两个人都是投射与内摄过程的活跃参与者，因此，临床医生需要在家庭工作中对他们的共同阻抗进行工作。

克里斯汀——你的病到底有多重

克里斯汀，二十多岁，在过去的十年里，她的精神疾病发作数次，每次持续好几个月，并需要进行短期的住院治疗。幸运的是，只要她正确服用药物并继续接受心理治疗，就能达到理想的康复水平。一旦康复，她就能完全照顾好自己了：和几个老朋友在一起过着体面的生活，在镇上和一个年轻人约会，还在当地的一所大学里攻读艺术研究生。

当我接手她的治疗时，她和母亲住在一起。她的母亲是一名非洲裔美国人，与克里斯汀的父亲在非洲结婚后，她就移民到这个满是白人的工业小镇。克里斯汀5岁的时候，父亲已经断绝了与家人的联系，搬到了另一个州。克里斯汀有一个姐姐住在附近城市。

第一次发病后，克里斯汀出现了一些特殊的习惯。在家她会独自待在房间里，和母亲或姐姐的交流只有几个字，比如"我不知道""是的""没有""也许吧"。然而，她在社区里很活跃，与不相关的人例如男友和其他亲戚很健谈。这一反常的态度让母亲和姐姐困惑不解又心生怨恨。不仅如此，由于克里斯汀不愿帮助她，她与母亲的冲突不断升级：在家里，在他们的农场，以及他们的出租公寓里。一次又一次，与克里斯汀热情地提供帮助陌生人的情况形成了鲜明的对比。

我认为，这与波琳的案例非常相似，克里斯汀显然患有精神病，这种严重的疾病引发的继发性退行（secondary regression）让所有的家庭成员都陷入了困境。然而，与波琳相比，克里斯汀的功能很接近精神病水平的人格组织。

我很了解关于家庭动力在原发性退行的病理学中扮演什么角色，那就是，引发精神疾病。但此刻，我正专注于家庭中的继发于"康复后精神疾病"的退行，以帮助所有成员打破这种恶性循环。通过这个案例，我们也可以了解一下家庭动力之油是如何助燃精神疾病之火的。

我邀请这个家庭进行每周两次的治疗。同时每周两次与克里斯汀单独会面，我将用逐字稿报告，从几个小节开始，把它们作为小插曲来展现强有力的投射—内摄的退行性运转周期，家庭成员已经陷入了一种退化的、共生的关系。当他们拼命想要弄明白并试图打破恶性循环时，却滑向更黑暗的地方。为了帮助所有参与者一起观察并思考它，我试着让这个过程持续一段时间，然后指出家庭成员的防御性干预的时刻，并邀请他们对这些防御性干预的根源作出探索。

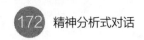

面谈

克里斯汀："我没什么可说的。"

母亲接着说，前一天是克里斯汀生日，她比平时举止更优雅。克里斯汀和她男朋友以及一群死党们一起出去参加晚宴。

宴会上，男友问了克里斯汀母亲有关遗产的问题，并对她的古老的非洲宗教观和非洲当地方言指指点点。他还讲了初到美国的非洲裔美国人，比如克里斯汀的母亲，和生活在美国几代之后非洲裔美国人的不同。母亲被他无礼和无知的言论激怒了。出人意料的话题尴尬地继续着，而克里斯汀只是默默低头吃着晚餐。

我问克里斯汀在那次晚宴上经历了什么。她说她记得那次谈话，但没有回忆起什么特别的回应。

这位母亲继续谈论着克里斯汀的男朋友本欲炫耀自己渊博的知识却弄巧成拙，处处冒犯她的事情。当她不理解一些美国俚语，要求解释时，他的讽刺性语气更是给伤口撒盐。尽管如此，她还是容忍了他：她在邻里间是出了名的好脾气，是个能说知心话的大姐。除非有人要求，否则她永远不会反对他们的想法或提出建议。

克里斯汀面露不悦之色，我问她在想什么。

克里斯汀："我也不知道。"

母亲生气了，要求她"能不能像个女孩一样说话，而不是智障式地回答"。

克里斯汀："我真不记得到底发生了什么。"

母亲："是不是药把你吃傻了。现在和K医生谈谈，让他赶紧给你换药。"

我："你到底在担心什么?"

母亲："她很容易变成提线木偶式的角色,与男人相处,智商为零。"然后她重述了克里斯汀是如何爱上另一个男人的故事:那个人是她丈夫的亲戚,克里斯汀在两人分手前为维持这段关系花了几千美元,几乎刷爆信用卡。

克里斯汀怯懦地嘟囔了两句试图为她的行为辩护,但母亲立即接过话茬数落她对家庭所造成的伤害。

母亲唠叨完后,问克里斯汀:"你在听我说吗?"

克里斯汀没有回应。

我问母亲是否收到了女儿的回应。

她说没有。

接着,母亲的讲话方式突然转变,她说克里斯汀是男孩子"都想追求的对象"。母亲这一番突然从"智障的人"转变为"谁都想追求的对象"的话让我感到震惊。

克里斯汀:"我不知道我是不是被追求的对象。"

妈妈:"你读过书吗?"

克里斯汀:"是的。"

母亲:"你有研究生学位吗?"

克里斯汀:"我在读。"

母亲:"你瞎了,聋了,还是傻了?"

克里斯汀:"都没有。"

母亲:"你有没有人生追求?"

克里斯汀："也许有吧。"

母亲："男生约你出去吗?"

克里斯汀："有时候。"

母亲："你丑吗?"

克里斯汀："我不知道。"

母亲："照照镜子。你就是男人的追求对象!"

这是一个令人诧异的过程,母亲的观念代替了克里斯汀思考反省的能力。她投降了,可能默认母亲接手代替她思考。于是我转向母亲,问她是为什么这样对克里斯汀说话。

她说,当克里斯汀这样做的时候,她会被激怒。家丑不可外扬,像现在这样的场合她会感到非常尴尬。她也感到很内疚,也许没有把女儿教育好。

克里斯汀的母亲正积极地用"关于女儿未来的蓝图"投射性的方式进行干预,而克里斯汀也认同并内摄了这样的蓝图。

与波琳部分拒绝接受蓝图不同。这些人际互动的模式被称为"母亲的思想观念代替了克里斯汀的思考",是我的治疗切入点。一旦所有参与者都观察到防御性干预,投射者就有机会开始探索重要的干预根源。

面谈

母亲、克里斯汀和我在场。

克里斯汀沉默不语,她的母亲似乎正勉强从连珠炮式的言语中恢复过来。

母亲："周末我计划在菜园里种些土豆、西红柿和青椒，希望克里斯汀能帮忙，但是，唉，她躺在床上，一直躺到中午，没办法，我天没亮就开始拼命地干活。(对女儿说)你怎么不说话？是不是有什么东西在影响你？试着谈谈，说一下。"

克里斯汀："我想……"

妈妈："试试，说呀。"

克里斯汀："我觉得所有这些都让人困惑。"

母亲："如果你不说话，K医生永远也不会明白你的意思。所有这些都是为了让你变得更好。如果你得了哮喘去看医生，不说哪里不舒服，医生怎么给你治病呢？"

克里斯汀："我没病。"

母亲："你不是身体有病，你是脑子有病。"

克里斯汀："我现在很正常。"

母亲："你觉得正常吗？我们看到你这么多异常的症状。"

在反移情领域，我不知道自己是否被列入了"我们"行列。我隐约感觉到，那一瞬间来自母亲对丈夫的移情。我觉得自己好像是那个应该在那里的父亲，一个不应抛弃家庭的人。

母亲说："那天天气很好，你为什么不来帮忙呢？"

我意识到，母亲确实不明白为什么克里斯汀没有帮助她，这是一个很常见的难题，就像我们在波琳和朱迪的案例中看到的那样。病人和亲属们都挣扎在进退两难的境地：一方面，他们猜测病人是否被疾病折磨，没有能力生活、工作；另一方面，他们怀疑病人其实是肆意妄为、诡计多端、蛊惑人心的人。因此，病人被视为一个非常困惑的存在，他们在无所不能、无所不知和无能且无知之间徘徊。

我梳理了内心的想法："我想克里斯汀让你困惑了，你不明白她是不想帮你，还是因为生病没法帮你。"

母亲："你真聪明，一下就说到我心坎里了。毕竟克里斯汀又回到大学，准备攻读艺术硕士学位，还交了男朋友并且相处得很好，被男方的家人夸奖是大家的开心果。此外，她都能理解学校里教授们对她的教导，成绩还很好，怎么在我们家里就变成了傻瓜，啥事都不干。我怎么都想不通！"

克里斯汀接着说她确实感到困惑，母亲说话的方式伤害了她。母亲这边的事让她忙得精疲力竭，不得不雇人帮忙，工资从仅有的租金里出。父亲呢，是个沉默寡言的酒鬼，整天醉醺醺的。母亲说克里斯汀沉默的时候像极了她的父亲。

这一刻，我觉得我们可以找到一条线索，顺着这条线索发现明显母亲投射给克里斯汀的形象。

我："为何如此呢？"

这位母亲随后讲述了她作为非洲原住民来到排外的白人小镇，被视为"异类"的伤心故事。她不得不忍受种族歧视，当她外出工作补贴家用的时候，在工作场所被骚扰。让她感到心寒的是，丈夫有块可耕种的田地，本可以给家里增加收入，但他却放纵自己，在谷仓里喝酒，实质上是逃避面对家人和朋友。她接着说，自己心里很苦，要凭一己之力撑起这个家庭，但她也为自己的成就感到自豪。然而现在，她心爱的女儿，原本期望她日后能成为专家教授，但现在却在做一些毫无用处的研究，并和镇子里的不良少年约会。她忍不住哭了起来，涕泪横流，在无法控制的啜泣中，断断续续地说她真的好累。

我注意到克里斯汀也热泪盈眶，就问她为何这么感动。

克里斯汀说，听到母亲表达累的时候，她感到非常惊讶和悲伤。她说："我一直认为母亲是个很坚强的女人，所以这对我来说很奇怪。"

母亲对克里斯汀谈到了"自豪感"的重要性。非洲那片神奇的土地，是她和丈夫相遇的地方。她的家庭是当地的名门望族，拥有大片土地。他们更看重传统，遵从万物有灵的宗教仪式，努力保护慢慢消失的非洲方言。作为部落一员的归属感是最让人自豪的，远远超越了个体的自豪感。部落会以没有遵循传统行事的人为耻，有时甚至会驱逐他们。所以现在住在以白人为主的工业小镇，作为仅有的黑人，她的人生目标就是撑起她能引以为豪的家。不幸的是，克里斯汀罹患精神疾病一下子毁了这个目标。即使克里斯汀康复了，她多次住院治疗的事实让整个家庭的负面形象不可改写。小镇居民看待黑人的精神病家庭，真是"异类"中的异类！

对投射—内摄循环的治疗干预已经奏效。接下来要看到的故事启动了这个循环，并加剧了母亲的焦虑。这是克里斯汀和她母亲之间心与心碰触的时刻。

面谈

克里斯汀的姐姐参加了会谈，但大部分时间都保持沉默。

克里斯汀："我没有什么可说的。"

这种每周两次的心理治疗出现的重复模式带给我一种印象，当我在等候区瞥见克里斯汀的时候，一个快乐、健谈、喜欢互动的克里斯汀形象映入眼帘。当她坐在我对面的椅子上时，她就像变了一个人，显得很痛苦，寂静弥漫房间。她眼睛半闭着，就像在神游，又像在打瞌睡。她还用其他的方式，例如直勾勾地盯着我，让我感觉被囚禁一般，我感觉被她的沉默和凝视压得喘不过气来。当我问她有什么想法或感觉，我们可以谈谈时，她会回答说她脑子里什么都没有，她更喜欢让我问她。家庭会谈的观察对个体咨询很有帮助。在个体治疗环境下，克里斯汀可能从治疗一开始就发展出强有力的移情—反移情技巧，让她开口很难，她会诱导别人说话。

母亲说："也许她可以谈谈昨天的事。"

克里斯汀："具体是什么事？"

然后，母亲开始了长篇大论，事无巨细地讲述了她们在一起做的事情。与她平常对克里斯汀的那些抱怨不同，她和克里斯汀之间的关系比以前缓和了，就像好朋友一样。她们谈了很多很多，就像一起走了很长的一段路。克里斯汀似乎很想帮助她的母亲。我感觉到了一种亲密感。

我："克里斯汀，你感觉到变化了吗？"

克里斯汀："我不知道。"

母亲："你这几天都很正常呀。"

克里斯汀："是呀，我觉得你很脆弱，所以我试着帮忙。看到你哭，我也很难过。"

我："你意识到你母亲的脆弱了。"

克里斯汀："是的，它让我开始思考……"

当她停顿了几秒钟后，她的妈妈插话进来，开始提问："你在想什么？树木吗？你的男朋友吗？学校吗？你的未来吗？"她给女儿的选择清单很长。

目前为止，我意识到母亲感情丰富的连珠炮式的问话和克里斯汀在各个方面都保持沉默的互动模式，并认识到，她们在攻击性方面非常相似。母亲非常活跃地入侵她的思想，而克里斯汀则是持久的沉默。

有此构想后，我打断了母亲不停地问话，并对她说："在我看来，克里斯汀在思考的时候你代替了她做决定的机会，并没有给她空间让她形成自己的观点，"我继续补充道，"对克里斯汀来说，这是个阻碍，还让她感觉非常累。"

母亲觉得"代替克里斯汀思索"的想法很有趣，而且她能理解我的观点。但她非常担心聪明伶俐的女儿、大学里的风云人物，现在可能已经失去了思考的能力。因此，她可能真的需要重新学习如何正确地说话，并且像她以前爱的那个克里斯汀一样行事。

我评论说，事实上，你和克里斯汀都太不了解对方了。说到这里，克里斯汀大声哭了起来。母亲沉默了，并停止了对克里斯汀的一连串询问。她卸下防备的伪装，露出悲伤的神情，尽管她觉得自己就像小镇里的"普通妇女"一样，向克里斯汀和我袒露心声。反过来，克里斯汀向母亲展示了她自己不同的能力。母亲说她在我面前哭是非常困难的，她从来没有在陌生人面前哭过，但觉得"这里给人安全感，可以让人卸下重重的防备"。

克里斯汀在最后一次会谈中，犹犹豫豫、东一句西一句地表达了她与母亲的过往。这是她极少举出的例子，她意识到母亲并不是她眼里的那个自信、精力充沛、坚强无比的人。母亲泪流满面，克里斯汀也深深地哀伤，像要哭出来。克里斯汀发现母亲脆弱的一面真是让人长出一口气啊！

母亲接着说，她必须坚强，因为这是生活教给她的，生活在这个工业小镇，有一个沉默寡言、靠不住的酒鬼丈夫，最终他还抛妻弃子。她不得不承担起养家的责任，并没有打算像镇子里美国白人妇女那样：脆弱而卑鄙，说东家长西家短，没事换个新发型。

当我们说话时，克里斯汀的姐姐莎拉在抚摸她的脖子，母亲立刻把注意力集中到她身上，开始询问她的脖子有什么问题，然后就向她提出建议，告诉她应该如何照顾好自己。

我对母亲非常警惕女儿们的情况进行了很长时间的解释：她把注意力从自己严重的躯体疾病转移了，如她自己的糖尿病和最近短暂性脑缺血发作。我猜测这位母亲可能是为了避免深深的悲伤转而关注她生病的女儿。

母亲说："你说得很有道理。但是没有人会帮助我！"

克里斯汀补充："妈妈从不找人帮忙，最多就是找人在家里或院子里做一些杂活。"

她继续详细阐述这一有趣的差异，并清楚地解释了这两者是完全不同的立场。克里斯汀做了辛酸的解释：一个自我拥有自主思考和决策的空间，另一个自我完全机械地执行母亲的命令，用来做决定的核心头脑完全在母亲身上。母亲说她从来没有意识到这一点。

由于母亲允许克里斯汀看到她自己的另一面，克里斯汀在这段关系中变得不那么沉默了，也让我们看到面对花花世界她的大脑仍在运转。

面谈

像往常一样，克里斯汀在会谈一开始就说她没什么可说的。母亲问她是否可以谈论她的男朋友，显然是男友打电话给母亲，抱怨说克里斯汀计划搬到一个更大的城市去找一份工作，建立新的生活。这件事让男友和母亲都很担心。

母亲担心克里斯汀缺乏能力会失败，然后又导致住院治疗，就像以前一样。克里斯汀说她没能保住以前的工作，是因为当时经理一直看她不顺眼，并没有帮助她。母亲说："这是借口，克里斯汀总是因为她的失败而责备别人。"

然后克里斯汀抱怨她的母亲不信任她，对她没有信心。与此相反，母亲却全力支持姐姐，这才是克里斯汀想要的。

母亲："过去有足够的证据表明克里斯汀会再次失败，并且我已经厌倦了这种模式。"

我问这位母亲，她是否厌倦了替女儿担忧。

母亲："也不是，我相信克里斯汀有能力，但需要把她那一方面的潜力激发出来。"

我再次注意到她母亲心中的克里斯汀的形象：一方面是病人，没有能力的人；而另一方面是个有能力的但是不去做的人。我想知道克里斯汀是否感觉到了这种二分法，并问她对此的想法。克里斯汀同意这个观点，她需要自己激励自己，并补充道，每个人都不一样，所以她不应该和她姐姐比。母亲接着又开始了另一段独白，她爱克里斯汀，事实上，克里斯汀是她真正想要的女儿：美丽端庄，在大学里成绩优秀，不幸的是这些精神病发作毁了她的头脑和正常生活。

克里斯汀重申了她的困境：她收到的伤残抚恤金并没有给她一种体面的生活方式，因此，她不得不尝试一些新东西来改善生活。

母亲认为克里斯汀的想法很浮夸，可能与她的精神病有关。

克里斯汀说她觉得自己被困住了，一方面她想要更好地生活，但没有得到任何支持；另一方面，她受到了母亲的批评，怪她没有做任何改变她生活的事情。这让她很困惑。

波琳个案和克里斯汀个案的反思

在这两个案例里，我不得不改变框架，将家庭工作加入到个别精神分析治疗中。最近，我们在使用更广泛的技术（Gabbard and Westen，2003）时变得更加自如，但这通常是被认为非分析性的，甚至更糟，反分析性的。我个人认为，至少在治疗的某些方面，即使

是神经病患者也需要这些参考，如库尔特·艾斯勒（Kurt Eissler，
1953）最初对它们进行编码。可能确实需要其他治疗性的方法，随
后关于威尔的案例就是实证。

第七章
真正的精神分析

（薛飞　译）

在土耳其，我们有一个小型的家庭农场，饲养了许多奶牛和鸡，还种了很多果树。这里是宜人之地，我年轻时在这里度过了许多美好的时光，并从大自然中获得很多感悟。农场持续经营着，但在冬天我们会关闭农场的小木屋。我偶尔去小木屋检查的时候，会注意到窗边的一些"死"虫子——苍蝇，蜜蜂，还有一些叫不上名字的虫子。让我惊讶的是，当我们周末过来玩给房子供暖时，或者春天来了之后，大多数这些干燥的虫子数月后会复活，挥舞着翅膀嗡嗡作响！威尔的故事经常让我想起那些"死"虫子。

威尔——我还没死

他以一家能源公司的高级工程师的身份初次到访我的办公室。他来访的原因是在接触女性时会出现行为抑制。长期以来他为此感到痛苦和恼火，最近开始出现强迫和抑郁的症状。他想通过精神分析来理解自己是怎么了。

威尔（他在美国的绰号）来自白领家庭，他父母的生活经历了相当大的动荡。他的父亲来自亚洲的一个国家，母亲来自英国。父母在伦敦相识，当时都是学生，随后恋爱、结婚。毕业后，他们定居在威尔父亲的国家，在那里他们成为各自领域成功的学者。他们有两个孩子，威尔和他的妹妹，并过上了富足的生活，直到一场军事政变彻底改写了他们的命运。新政权对异教徒毫不留情，而威尔的父母也几乎被划归到异教徒的范围。不幸中的万幸，他们没有失去自由和生活，但丢掉了体面的工作和社会地位。威尔的父亲改行当了一名高中教师，母亲开始翻译英文书籍来养家糊口。他们不得不屈从于现实，降到中产阶级的生活方式。

除了军事管制对父母的影响之外，还有一个巨大的变化等待着威尔。他曾就读于一所英国私立学校，这所学校主要的科学课程是用英语授课的，而社会研究则用当地的语言授课；学校非常重视英国文学，无论学生说母语还是英语，写作都要求用拉丁字母。这个西方预科学校被关闭后，他被迫去一所公立学校就读，在那里他必须学习用阿拉伯语书写和阅读。对于一个10岁的孩子来说，这是一项极其繁重的任务：他记得自己从学校哭着回来的，花了无数个晚上学习新字母。他告诉父母他是多么想念英国学校，并请求全家回母亲的家乡英国，就像他的许多朋友的家人当时正在做的那样。

严峻的革命形势对他们的社会地位影响很大，他的父母亲更加喜怒无常。他们会因为小事情而激烈争吵：父亲像着魔一样打自己的脸；母亲则会撞到地板上，号啕大哭，还会抓着自己的脸和脖子。作为一对成功的年轻夫妇，他们有两个很有前途的孩子，从外表看起来很完美。然而，在家庭内部，他们都失控了。威尔高中的时候，父母多次分居，但最终还是回到了同一屋檐下。因为在他们生活的国家，离婚是法律和道德上都极力避免的事。他的祖父母住在附近，邻里关系紧密。所以对孩子来说，虽然核心家庭失去了凝聚力，但在亲戚和邻居的关心中得到了弥补。威尔似乎从来没有对家庭的破裂有所反应，只是继续他的生活。作为一名优秀的学生，他在英国一所著名大学获得了全额奖学金。他匆匆离开，甚至没来得及跟一些亲戚告别。重新开始说英语，远离残酷的政权限制对他来说是个巨大的宽慰。他很快就成为一名优秀的学生，但在西方大学校园的自由关系中，他开始意识到自己与女性交往是多么地害羞。所以，当他心仪的同班同学安妮走进他生活的时候，威尔欣喜若狂。

安妮是他的初恋，他们在一起生活了两年。那两年对威尔平淡的生活来讲是天堂般的存在。他们探索了青春晚期的奇妙之处——亲吻、做爱、谈论世界上的不公，或者用聊八卦、嫉妒、同辈竞争的方式享受这美妙的世界，经历了这段路途所有类似的东西。那是欢乐、奇迹、希望和幸福的时刻，让他们有一种永恒感，他们觉得好像永远都在天堂。

在他们交往的第三年，某个美好的一天之后，安妮告诉他要结束这样的生活。她突然离开了共同居住了好几个月的公寓。威尔惊呆了，搞不懂哪里出了问题。他迷惑不解，非常受伤！

好几个月，他都把自己锁在曾经和安妮一起生活过的公寓里，这个充满艺术气息的公寓，这个梦幻之地，这个他们曾一起畅想着未来的地方：建立美满的家庭，养育一儿一女。如今人去楼空，这里变成了他想要结束自己生命的地方。那是一个难熬的时刻——"痛彻心扉"，如他所言。他忍受着失恋带来的巨大伤痛，以至于没法去上课，连晚上和周末也把自己关起来。

经过几个月的与世隔绝，他通过住院有所恢复后，决定应该结束人生中这个可怕的阶段。带着坚忍的毅力，他不再去想那些过往，而是专注于学业，并找回曾经属于他的辉煌。大学毕业时他获得了优异的成绩，并收到美国一家石油公司的聘书。他毫不犹豫地接受了这个聘书，又悄无声息地来到了美国，甚至没有跟他在英国的朋友说再见，就像他离开父亲的祖国时一样。

如今，他在美国这个梦想的国度，开始了每周七天的工作，一年也只有几天的假期。他为这些挑战而着迷，半夜去炼油厂试图搞清楚和解决炼油厂极度复杂的结构工程问题，同时还学习如何管理手下大量的员工。这是一项辛苦但令人振奋的工作，也给他带来了丰厚回报。几年后，他成为该领域的专家，但仍然无法与异性约会。安妮离去的伤还在隐隐作痛。

三十出头正是飞速升职期，他却变得越来越焦虑，优柔寡断。除了对生活感到不满之外，他对工作也缺乏信心。同性恋的想法不断出现在他的脑海，并且他也开始出现强迫性思维，想要伤害他所爱的人。这些强迫思维变得越来越强大，像洪水一样涌向他即将崩溃的地方。他会隐藏这些折磨人的想法，所以外人没法察觉到他内心的痛苦。后来，他再也无法忍受这种混乱，进而寻求精神科的帮助。

精神分析

我和威尔一起工作了四年，一年时间采用的是精神分析取向的心理治疗，三年时间采用的是常规（经典／标准的）精神分析。

第一次会面，威尔告诉我他不明白为何那么多事发生在自己身上。很长一段时间，他认为自己生活的各个方面都很顺利，只有与女性约会的问题。然后在他的脑海中出人意料地出现的那些强迫性思维淹没了他，而他现在正处于失去工作热情的边缘。

当我问他关于约会的问题时，他生动地描述了一个痛苦的恶性循环。当他被一位女性吸引，并且感觉对方也来电的时候，他会制订复杂的计划接近她，但这些计划没有产生任何结果。大多数时候，他会感到全身瘫痪，无法邀请对方约会。当约到时，他又会变得焦虑或者对约会失去兴趣，甚至突然离开，留下女孩一脸错愕。关于强迫性思维的问题，他完全丧失了理智，那些想法对他毫无意义，他希望通过精神分析找到这些问题的答案。

随着精神分析取向的心理治疗的展开，在强迫性关注邀约女孩和制订复杂约会计划之间，出现了没有防备的哀悼过程。带着深深的悲伤，他开始谈论父母、叔叔、爷爷和安妮，那些离开他的人。当我听到这些弦外之音时，我直觉地构想了一种与威尔最初来寻求治疗目的不同的假设，虽然威尔对他的"问题"有一个简单的描述，但他所认为的问题实际上可以嵌入到一个强迫性的性格结构中，以及他脑海中最近不断出现的想法、幻想和压抑可能都是退行的部分表现。

带着这个构想，我积极地面质并澄清了他的一些习惯模式，表述了我的一种印象，他不仅是约会无能。他描述的症状本身是很重要的，但症状很可能也是他内心对复杂冲突综合性的外显。我早期的这些构想、解释对他聪明的头脑来说似乎是合理的。所以，威尔有点惊讶也有些惆怅地意识到探索这个问题比他想象的更深更广，还发现他并不像自己想象中的那样"完美"。

这种忧伤的认识开启了一个更深入的探索领域。顽固的沉思纠结模式使得他远离情感的出现点，无法意识到与别人关系中重要的是情感连接，我反复邀请他看看自己过度的防御。"缺乏人情味"的表现意味着他试图待在一个蚕茧里，或许这么做的理由很充分。

随着时间的推移，经过我不断尝试对阻抗的分析，威尔出现了一些关于他父母的辛酸回忆。这个家庭在政权影响之前就已经濒临破碎，父母出现截然不同的形象：人前是成功的学者，人后却藏着不为人知的脆弱。父亲酗酒，并且时常在宵禁时不在家。母亲会很沮丧以致崩溃，并在一段时间内待在家里却什么都不做。然后他们不断吵架，有时会大打出手。他们最常出现在别人眼里（包括威尔）的形象都是全方位过着体面的生活：相爱的夫妻，出色的父母，以及成功的专家。我从威尔那里听到了这段家庭历史，开始完善我的个案概念化。从表面上看，威尔异常表现的罪魁祸首是父亲的酗酒和母亲的抑郁。但是，我认为这些理解过于轻率和简单。威尔在青少年时期明显缺乏一个反思内心的想法和情感的空间，对此我说："一个小孩子，需要有人来听听一天里发生了什么，但好像你没有这样一个空间让自己的声音被听到。你有那么多的新奇的观察和数不清的问题，还有自己对这个世界的想法和感受，你需要有人和你一起思考，一起解决问题，一起了解周遭的一切。"

威尔认同我的观点。他说他习惯于逻辑思维，但一谈感受就觉得不舒服。然后他谈了一个有趣的评论："感受是一种很常见的说法，暗示着如果一个人谈论感受，一切都会好起来的。"因此，他讨厌这种简单荒谬的想法。我认为他是对的，对于流行的感受观，我和他有类似的想法。我试着向威尔表达"感受"这个概念其实是一种委婉的说法，而这个概念不仅仅关于感受本身。正是感受让我们思考我们的生活、我们自己和他人。如果合理利用，这会成为思想中重要的指引。但如果像他父亲和母亲那样任由感受奔涌，或者像他那样麻醉自己的感受，我们就失去了生活中重要的动力和指引。他默默地听着我的讲话，这些话都是自然地从我嘴里说出来的。

第一年的分析

在艾尔、芭芭拉、朱迪和亨利的案例中，我们谈到了身体是一种原始语言。在我与威尔的治疗关系中，他独特的身体语言出现得相当早。威尔不情愿地在沙发上躺了一年，这一年我们主要是面对面治疗。后来，我惊讶地发现他从第一天起就创造了一种不同寻常的精神分析姿势。我注意到，在我们精神分析心理治疗会谈的某些时刻，他坐在我对面会把眼镜拿掉。这个看似无关紧要的举动实际上是很重要的，因为他严重近视看不清我，也就辨识不到我脸上的细节。

这个认识引起了我一系列的理论性警觉：毕竟，精神分析是对普通人对话的一种扭曲。首先，我们请病人自由联想，我们回馈给来访者的是均匀悬浮式的注意。其次，我们让病人躺在沙发上。威尔提醒我，精神分析关系中一个众所周知但很少被讨论的方面是分析者和被分析者之间的关系缺少面对面的过程。这可能源于弗洛伊德忍受不了来访者的凝视，而沙发的摆放则阻碍了平常的人际交流。作为对话重要媒介的面部表情，起着唤醒回忆和传播信息的作用，但目前这两个作用都缺失了。

最终，威尔躺在沙发上时，摆出一种奇怪的姿势，他把我办公室里所有的枕头都压在他的头和肩膀下，这样他就几乎可以"坐"在我的躺椅上了。

当我引入自由联想的规则后，他开始谈论他工作中没完没了的细节，他的叙述听起来像是一种强迫性的重复，非常无聊。没有具体的人，干巴巴的，毫无生命力。

他谈到一种深深的羞愧和恐惧，告诉我他脑子想到的一切。他害怕我可能会失去对他的尊重。暴露自己的另一面会使他变得脆弱和渺小，而他需要成为一个理智而冷静的人。就像他不愿躺在沙发上一样，因为他还没有完全相信我，不愿意深入探索自己的某些方面。后来我得知，当他和他的同性恋叔叔在一起时，他才能放下这种强迫性叙述，他的叔叔已移民澳大利亚。

如果他放弃他的强迫性思维，并试图活在当下，那么许多回忆和反应会浪潮般从心灵深处涌上来：所以他别无选择，只能努力回避脑海中的内容以保全自己不被其吞没。相反，如果打开了记忆的闸门，他就会觉得同性恋叔叔怪异、幼稚，并且对此有一种深深的悲哀和尴尬的想法。然后，威尔告诉我，他害怕如果我知道他的这些不为人知的一面，可能会把他赶出咨询室。

当我指出他的叙述没有特定的人物时，他告诉我，提到具体的名字会让他感到内疚。因为这听起来像是说长道短，感觉有点太涉及隐私了。他怕自己这些想法提醒他在言谈举止上跟叔叔很像，甚至与姑娘在派对上跳舞也是如出一辙。

在他的叙述中偶尔出现母亲、父亲和年迈的祖父。每次谈到他们，威尔都会悲伤，但是会很快平复。我指出，瞬时的防御压抑了他的悲伤：电光火石般地出现又迅速熄灭，这些体验是很普遍的，所以没有必要深入研究。当我打断他的叙述并指出他的悲伤时，他也会流泪，但很快会让自己平静下来。我悄悄注意到他突然又出现了类似的模式，但决定不再指出来，因为考虑到这个过程可能会使他更有自我意识，并增强他的防御。

威尔结婚了！

当他在枯燥乏味、重复、无聊的叙述中丰富了一些与自己有关事情的时候，他突然告诉我他最近刚结婚。我真的是被他惊到了。然后，我看到他那只纤细的无名指上的银色戒指，之前没有注意到他的婚戒，因为他躺在沙发上处于我的视线之外。威尔讲述了这个爱情故事：和他相处了很久还在异地的女友，对威尔的优柔寡断感到厌烦，最终带着她的所有家当出现在他家门口。除了让她进去，威尔别无选择。他以前没有把这事告诉我。现在，经过几个月的同居生活，威尔同意结婚。几个朋友见证了他们的婚礼。

威尔的"秘密"妻子金杰是一个专业的大提琴手，某管弦乐队和室内演奏团体的成员。她为工作付出了大量金钱，并且每周会花很多时间来练习或表演。她对威尔有感觉是因为他们是同一类人——在工作方面投入了大量的精力，并在各自的行业内年少有为。

防御的挑战

威尔谈论了他来做分析与结婚的相似之处。他觉得"必须要做这件事"。在另一个层面上，威尔会因为看不到我的脸和身体感到焦虑。他会躺在我面前的沙发上用视野的余角看我的鞋子，我的鞋子搭在沙发旁边的搁脚凳上。他会试着解读我的肢体活动暗示着什么，但他现在几乎不听也不看了：包括这边那边的声响，我腿的移动，或者是普通人日常生活中的发音方式。但我的脸，对他来说承载最重要信息的集合和交流的器官，却发挥不了作用。我身体的存在给了他很多线索，现在他不知道该说什么了。他认为在他的视野中找不到我，让他想起当年离开祖国，离别父母。同时，他还想起了从精英私立学校转到公立学校那激烈、可怕和悲伤的时刻。在那里，他身处严苛的宗教文化中，这一切让他感到孤独。

他还想起了那个同性恋叔叔。他喜欢和叔叔说话，但父母却强烈反对，告诉他，是叔叔对他的思想产生了不良影响以至于使他学习成绩下降。自由联想继续着，他怀疑他的想法是否怪异，这诱惑着我用非常强烈的意愿回应他的疑问，想告诉他：你的想法是常见的、正常的。

后来，在治疗中发生了一些有趣的变化，不断增进的夫妻间的亲密关系和接受分析挑战了他强迫式的生活方式与思维模式。一些长时间的停顿和假寐出现了。在一连串的联想中，他会暂停一下，神游似的，让我感觉到他在沙发上解离了。

第二年的分析

威尔在学习新语言时非常痛苦。在中学的最后几年，他已经能灵活用拉丁文阅读、写作了。他在适应这种巨大的转变但遇到了极大的困难。我在脑海里把他的故事从年轻时活泼的叙述风格转变为他一贯的强迫性叙述风格。现在他拒绝我邀请他进行更自然的叙述，就好像他害怕这种转变，我很想知道这两者的平行关系。

当他继续抱怨生活中没有快乐，觉得日子相当平淡乏味时，我察觉到我们之间的工作也一样很枯燥。我向他讲述了他所说的概要总结，为的是确保我听懂了他的话，也让他知道我在听他的故事，我努力共情他这些重复的抱怨、观察和其他主题。然而，我一直觉得被隔在外面，也不确定他是否在听我说。

慢慢地，威尔能体会到以前一闪而过的悲伤。然而，体会这样的情感几分钟之后，他开始自我批评，抱怨自己效率太低，有强迫症，没有达到预期。我用格雷式的（Grayian）视角进行微小过程监测，指出了他从悲伤到沉思和自我批评的转变（Gray，1990，1994；Busch，1999）。威尔意识到了这些转变过程，觉得我们好像开始了真正的交谈。他觉得我的观察很有用，然后睡着了。

借鉴另一位令人尊敬的老师 Anton Kris 关于严厉的自我批评（Kris，1990）的观点，我指出他没完没了的自我抱怨并告诉他，就像一直有双眼睛盯着他，或许他也不喜欢他自己。威尔点头笑了起来，并延伸了我的观察——至少现在他不再像以前那样诅咒自己了。然后又进入了解离的睡眠状态（dissociated sleep state），留下我一人思索，我意识到我正在内心呼唤我的伟大的老师们来帮忙——这是一个迹象，我迷失了。

自恋者

很多时候，威尔告诉我他是一个自恋者。当了解他所说的自恋是什么意思的时候，他的这一面让我很生气：他说自己从来不会去厨房做饭，只是告诉妻子，他想要吃早餐，即使妻子此时正在准备早餐，并告诉他早餐准备好后喊他吃。当我问他，如果她不这样做会发生什么事，他说那很简单啊，不吃这顿饭，这会让妻子感到非常内疚。他从来不会帮忙做家务，有时喝一杯水都要人给他倒。所有这些都使他的妻子快要疯掉。

我提出了这样的解释，他是自己的思想的奴隶，就好像他只是一个思想。这就是为什么他对待普通的活动，比如准备早餐、购物、帮忙洗碗等，都是轻蔑的。为了干预这个共生式的防御，我鼓励他开始做一些家务活。这种解释和建议让他很吃惊。在接下来的咨询里，他告诉我他的妻子听到我的说法笑弯了腰。我想起了他是如何使唤她当司机的，最近，由于疲惫不堪，她开始抗议，威尔只得骑自行车来做咨询。接下来他想起了祖父，与父母不同的是，祖父是一个会承认和赞扬他的所作所为、做错事也从来没有斥责过他的人。

这些少见的时刻过后就是我们两人的神游，我也觉得很困。然后也出现了其他补充材料：他很久没有和母亲联系，自从他忙得晕头转向后再也没有给母亲打几次电话，然后回忆起以前在伦敦的心理治疗，他担心"失去它"。当我询问他"失去它"是什么意思时，父亲的情感爆发画面出现在他的脑海里：青少年的他正在学习驾驶，父亲是他的老师。不论什么时候，威尔犯一个小错误，他的父亲就会大吼起来，用他的拳头打他自己的脸，甚至都打肿了。这就是为何威尔对情绪控制失去兴趣的原因。

我发现他不愿深入探讨，除了对工作、生活和自己之外的事情抱怨。当其他一些主题开始闪烁时，他很快就把火熄灭了。威尔同意他也注意到了这一点，并继续用沉思式的口气讲述。然后，他模糊的性记忆浮现出来：那年十二岁，他迷上家里的女用。有一次，他们像两个小孩一样追逐打闹，他不小心撞在玻璃板上伤了右手腕。他给我看了那道深深的伤疤。父母解雇了女用并责骂了他，并在手术后把他锁在地下室里。

在我高速运转的头脑中，我注意到这个记忆的多重含义：如果你按照自己的意愿去做，你就会被惩罚，你对客体的欲望也会消失。当我请他去追寻这段被唤醒的回忆时，希望他能像我期待的那样激发出潜在的丰富的自由联想，令我非常失望的是，他又变得昏昏欲睡。他告诉我，他需要让头脑想着工作。当我们经历这些经常重复的睡眠/神游的循环时，我注意到他的自我观察能力有所提高。

遐想

在咨询中，当他心不在焉的时候，我越来越沉浸在我的遐想里：我觉得我被邀请去看他的生活，然后又被排除在外，这感觉就像被戏弄了。然后，我想起了我的祖先，奥斯曼人和被包围的城市。我是在包围他，想要压榨出他生活里的信息吗？我是在虐待他，试图侵入他的思想吗？治疗过程中是不是萌芽出了虐待式同性恋反移情？

他开了很多扇门，随即又关上了。他让我进去，然后又把我踢出去，回到他自己的思想里。他告诉我，与我交谈让他从不同的角度看待事物，他觉得很不错，但这也让他变得脆弱。然后他想知道，自己是否通过向我展示他正在取得进步来给我留下深刻印象。我意识到无法抗拒的睡意来袭。当他在咨询中心不在焉的时候，在我的脑海中，我从善良的、善解人意的人转变为一个愤怒的人：我感觉自己像一个空弹筒，脑海中出现了先辈战斗的景象，试图包围城市并征服他们，但无路可进。

无助感和无力感在治疗早期持续困扰着我，我意识到疲乏的一个主要原因是他单调的叙述，缺乏具体人名和特点。说长道短就像分析叙述中的一个必要环节。他是在攻击我还是他自己呢？

重新审视古典的歇斯底里

　　回到我年轻的时候。我的精神病学培训是在20世纪70年代，以乡村为主、封闭、发展中的土耳其。我曾治疗过古典的歇斯底里症，见过许多病人，他们有癔症性瘫痪、失音、恍惚、神游症，以及其他的病理症状。随着土耳其逐渐融入世界，并逐渐成为一个日益城市化的国家，精神病理的本质发生了巨大的变化，歇斯底里变得极其罕见。20世纪80年代，我搬到美国后，我只看到一例歇斯底里症，那是在一家普通医院的病房里。所以随着时间的推移，我产生了一种印象，由于一些模糊的原因，古典的歇斯底里消失了（Laplanche，1974; Oztiirk，2002）。

　　现在，在21世纪初期一个偌大的美国小镇上，我很惊讶地在我的咨询室里面对这个类似神游症的现象。我推测威尔这个来自亚洲国家的病人，与弗洛伊德（1893/1940）治疗的病人没有什么大的不同，他在19世纪晚期学习了夏珂特式治疗（Charcot treat）并且自己也参与治疗。他与我在20世纪70年代的土耳其所治疗的没有什么不同。当我沉浸在这些令人着迷的历史关联的时候，我慢慢地体会到内心的摇摆，一边思考威尔是一个遗传精神病理学的例子，一边思考着我倾听他独特的个人叙述的能力。

　　一旦能把自己从试图"归类"的窠臼中摆脱出来，我就改变了理论视角。我考虑到为何在他的叙述中没有具体的人。威尔告诉我，如果他提到具体的名字就会感到害怕，我可能认为他不是一个好人，他会说别人的闲话，这样不好之类。如果作为他的分析师认识到他通过谈论别人的意象来伤害别人，那么他将失去他一直在努力保持的自我意象——一个宽容的人，友善的人，不以小人之心度君子之腹的人，人见人爱的人。

我告诉威尔，他一直在努力缩小自己对我叙述的图景的范围。他同意我的解释：我把叙述的核心抽离了。

他总是玩他的"思想"游戏，想不起来"具体的人"。他经常会对妻子和同事很生气，但他不会当面谈论他们，因为他认为他对此无能为力。当他和某人交谈时，他会变得很有自我意识，就像自己是一位权威。他对学者有着复杂的感情，他认为我是一位受人尊敬的教授。他认为如果让自己放松就会处于危险的境地——然后就会失控，变得像父亲或母亲一样。他更愿意保持镇静，向我提供详细、周全的故事。

在他的脑海中，他总是试图像"上帝"那样思考。从他的母性文化中汲取营养，或者从父性文化"阿迦（Aga）"中汲取营养——二者都是受人尊敬的头衔。这个启示使我很吃惊。阿迦在我的文化中也有同样的含义，想到了我父亲也曾被戏称为"阿迦"，因为他对整个家族拥有话语权和强大的影响力。

与我管窥蠡测他的内心世界类似，父母在他的叙述中浮于表面不常被提及，他试图忘掉他们。思念故土，听到故乡的歌，或者看他们国家队足球队参加国际锦标赛对他都是煎熬。他用睡觉或者是解离的方式把这些屏蔽了。他不愿再来做心理咨询，因为他觉得自己非常依赖这个咨询。虽然能给他很多启迪，让他轻松很多，也好很多，但他还是很担心我能看出他的不完美。他哭了，看起来很脆弱，担心他的弱点容易使他成为猎物。当我指出他用“猎物”这个词时，他意识到猎物是个很有力的词，但是记起来这个词是因为当他显露出任何软弱的时候，父亲和母亲就会攻击他。

时机成熟，他开始意识到忙碌和悲伤之间有潜在的联系，他在伦敦或者在他深爱的祖国时并没有很忙。他认识到自己某些方面就像父亲，他生闷气，噘嘴，像极了他父亲的暴怒。当他意识到这些深刻的、古老的身份认同并承认想念他的父母，享受他的心灵自由时光时，却变得羞愧难当。他来到美国这个国家的时候感觉时间停止了，他发现妻子和她的父亲母亲有着不同的关系模式：她更温暖，更可爱。他很羡慕这样的关系，同时又害怕这样的关系。我指出了他对另一块遥远大陆上那群他珍爱的人复杂而又深沉的哀悼。

渐渐地，威尔意识到自我和谐的“美好”。他报告了一个核心幻想：“我扮演了一个善良而无助的孩子。别人会在我需要的时候帮助我。”他揣摩人们的心思，并表现得不让他们觉得厌烦。他拥有的是稳定但艰难的工作。他告诉我，他藏着悲伤，想念与我面对面的时光。现在他不知道怎么看待我，总是感到孤独。他对精神分析的态度是矛盾的，一方面他继续在咨询中睡觉，然后又咒骂自己为何如此。

即使有点无聊、沮丧、生气，我却变得更加活跃，在几次咨询中提到了一些主题：他把注意力放在自己身上，他从不忘记自己，他总是沉浸在自己的思想里。我还说，就好像他在尝试勾起我回应说：“威尔，你必须学习或停止责怪你自己。”我暗自记住了他在自由联想时想到的东西：幻想，梦境，娱乐。我告诉他，他似乎非常认真地看待自己的思想以至于损害了脑海中的其他方面。

威尔点头，说他在美国很害怕，在自己的祖国以及后来的英国就很自在。现在一切都被粉碎了。

他承认在缺场的时候很想念我，并立刻补充说，但并不是和安妮那种亲密的关系。他回忆起和安妮在一起生活的时光，还有她突然的离开。威尔觉得安妮是他的挚爱，她突然离去能让这个少言寡语的痴情汉用母语写了上百页热情洋溢的情书。回首往事，他还惊讶地发现，就算写信给父母也开不了口说爱他们。

我猜测，他可能在拒绝与我建立更深层的连接，至于背后复杂的动机还没有探索。这可能意味着我会离开他，或者他不得不离开珍爱的人。我纠结是否应该使用这些内心的解释，但直觉上却不愿这么做。同时，我有一个令人不安的想法，那就是我可能会回归到我自己平常习惯的蚕茧中。

婚姻与分析并行的挑战

分析的同时，威尔的婚姻也受到他的行事风格的影响。他抱怨妻子打扰了他的日常生活。威尔觉得两人应该定个日程表让他知道啥时候吃饭、睡觉、做爱。现在妻子要求开一个共同账户，但是威尔不想，在这几个有趣的自由联想后他又睡了。他醒来后觉得自己一周看四次心理医生非常自私，不像以前两周一次。

尽管我一直犹豫，在同辈督导的支持下，我坚持在"缺场"这方面工作。当我们再次谈到他不在咨询里讲日常生活的细节时，威尔说不想让我感到无聊，也不想觉得背叛了别人。以非常不同寻常的方式，威尔展开了一个个栩栩如生的故事：他的初恋，玩足球，作为新手工程师在伦敦工作，对妻子的爱，像他叔叔那样女性化的一面，有个试图勾引他的女同事，还有他如何抵住这个女同事的诱惑。

然后伴随着对安妮深沉的哀悼，怀念在一起的金色时光，威尔出人意料地痛哭流涕。随着这个敞开心扉的哀悼过程，他又退回到自己的"茧"里，沉思着，报告他的日常生活，那些内容听得我都能背下来。尽管如此，我还是注意到他不再把那么多的枕头垫在躺椅后面，而且正越来越自然地躺在沙发上。

当我提出他从哀悼向沉思的转变时，他又从治疗中消失了。当他回过神来时，我向他提出我干预的顺序，他又睡着了，并请求让他自己想想。威尔说他一点想法都没有。用尽我学到的技术，从科胡特式（Kohut and Wolf，1978）沉浸式共情到格雷式（Gray，1994；Busch，1999）微小过程监测，我发现自己在咨询中又无聊起来，再次在内心想得到临床大师们的帮助。

当我不断地提到咨询中缺乏幻想和梦境内容的时候，他认为谈那些是在浪费时间。在同辈督导的持续帮助下，我意识到他像堑壕战式的立场，他反对和轻视的东西变得清晰起来。当我把上述内容解释给他时，他反驳说不是那样的。

在他零零散散的叙述中出现了一些微妙的变化。威尔开始透露出一些令人羡慕的方面。慢慢地，我才清楚地意识到眼前把自己描述成绝望的、依赖的，在很多方面都是一个失败者的这个男人，在专业领域有非常高的成就。他可能和我一样聪明，至少在某些方面是这样。他来到这个国家时比我小十岁，但已经比我挣得多了，并且前途光明。我为这个年轻的病人感到非常高兴。听到他更多的故事时，我察觉到自己很羡慕他。

我邀请与他的自由联想互动，威尔很开心，毫不犹豫地接受了。但这个想法很快就被他强迫性/分裂性的"茧"束缚住。他重复说大部分时间感到害怕，害怕犯错误。他说："如果我犯了错，那是不可挽回的。"然后回忆起四岁时，因为咬伤他母亲的大腿被爷爷锁在地窖里。我们都认为他在内化父母亲。他是用父母理解他的方式来思考和谈论自己。对他来说，在幻想层面与父母交谈是非常痛苦的，但这能让他们同在。茫茫人世间再没有人指引他，教育他。

把孤独的主题和目前想给他建议的反移情联系起来，我现在更清楚他特殊的移情—反移情模式。作为来自反移情开放式的解释，我问他如果我没有给建议他会怎么想。

威尔说："我真的很想听听你的建议。我会和父亲争论，但百分之百相信他的忠告。他在很多事情上都是对的。我很想念他。但父亲现在离我越来越远……"

然后，他也意识到自己变得更加感性，之后又开始打盹。带着一种成就感，我意识到以缓慢但平稳的方式，他很早就捕捉到自己的解离式的防御机制。随后的几个小节咨询中，我们揭露了他与父母复杂的退行性关系。他的父母给他留下了这样的印象：如果不指导他的话，他就会闯下大祸，让家族蒙羞。他不同意这种幼稚的假设，并与父母陷入激烈的争论。现在他用一种非常有趣的方式，仍

然假设他会闯下大祸。他对自己的想法有着深深的怀疑，觉得自己
在做决定方面天生残疾，无能，好像没有主心骨一样。他意识到亲
爱的父母不在身边，唯一能做的就是像他们那样行事。威尔承认他
怀念虽有争吵，但仍然与父母生活在一起的日子。他眼眶红润了，
尽力让自己平静下来。我指出他的纠结：他与父母争吵，但是发现
他们的忠告很有帮助。如果听从自己的决定，拒绝父母的意见，他
就会崩溃。我告诉他："听起来就像你把父母装在你的脑海里。"他
点头同意，抱怨妻子老是在他做决定的时候躲得远远的，像个随从，
让他独自抉择。

遐想

　　脑海中回放着我们谈话的场景和声音：威尔离我而去，在咨询
时段又回来了，努力地与解离性防御作斗争。

　　威尔感觉咨询中的时间是属于他的，同时又对我们的对话很矛
盾，觉得内疚。他一面如释重负，一面羞愧难当。他还很焦虑——怕
被笑话成笨蛋。还是老样子，在谈话中威尔说他厌烦了这么多年的
优柔寡断。看到他备受折磨，我邀请他一起来谈谈这件事，他再一次
睡着了！

　　我感到很失落。他醒来的时候告诉我，他没法相信别人，他已经
这样自己照顾自己好多年了。为了不被伤害，他不去依赖别人。他
知道我迟早会离开这个世界，他亦然。我们都在衰老，死亡对他是个
显而易见的事实。

这些启示在我心中激起一阵恐惧，我不知道是否错过深入了解威尔的一个机会，应该让他多谈谈在死亡和遗弃方面痛苦的想法。威尔说他有时候觉得活着没有意思。他也没有改变的动力，我们所有的努力都付之东流。他感觉自己就是走不出痛苦的怪圈，每次拼命挣扎出来，就像有个人在后面拽着他，让他又回到起点。他想做个有礼貌的、孝顺的乖孩子，这样大人们就会喜欢他，帮助他。同时他又会认真思考：要是K医生说这些想法都是垃圾，都是废话，并警告说已经对整个咨询厌倦了该怎么办？我心想，他还没有完全了解我是怎么想的。

随着威尔讲述他怕把家庭遗忘，一个有趣的幻想出现了：他怕自己改变了以后亲人会死掉。他接着说："这听起来很奇怪，但我内心深处真的是这么认为的。"他也察觉自己要昏昏入睡，但并不是真睡着了，这只是不想和我谈论某些话题的权宜之计。

亚洲

在威尔要去亚洲出差一个月的前夕，预知到我们要分离，他在咨询室更加频繁地打盹。我提出他是否在防御与我的分别之苦，他点头同意。在亚洲之行前，一个不同寻常的想法浮现出来：或许他并不是他自认为的无能之辈，或许他只是想否认他是成功人士，否认自己不需要那么依赖父母、K医生或者其他人。我共情性地支持这一想法，嘴上"嗯哼"地附和着。这个想法让他头皮发麻。

当威尔成功访问亚洲回国，像初次见面一样问候我"很高兴见到你"时，他体验到了分离并受到影响，那些亲友的名字慢慢出现在他的谈话中。很明显，当他提到父母的名字时是在放开父母。他承认他有个幻想，如果提起他们的名字就必须承认父母日渐衰老，并且意识到自己也在改变。提起人名的时候他就打盹，现在他表达出因打盹而产生的尴尬。

缺乏娱乐

我谈到他试图完全控制自己和思想，他似乎不允许自己做任何娱乐活动或者率性而为的事。威尔告诉我来到这个国家之后，自己的那些方面就死了。他决定成为一个有超强自控力的人，努力成为一个严肃的人、专业一流的人。然后他回忆与安妮在一起真正活着的美妙时光。安妮离开后，他觉得自己就像是电影里的人物：强壮的牛仔，好斗的商人，一切都是表演。我能从身体里感觉到他的叙述鲜活并能唤起人的情感。这与他一贯干巴巴的强迫的方式形成了鲜明的对比，同时，威尔仍然在努力保持清醒。当我指出那个昏昏欲睡的治疗停顿时，他意识到每次在他昏昏欲睡那一刻之前，他总是想要说些有价值的东西，好像他想非常、非常迅速地埋葬他的某些想法。

通过我们的工作，威尔在不断进步，同时他的妻子仍深深地以一种部分防御性的、轻躁狂样的方式沉浸在音乐中。通过与我（他的分析师）的治疗性移情作用，他们关系中投射—内摄方面的潜意识的一致被打破了，这对夫妻的关系恶化了。他的妻子变得不耐烦，并渐渐对威尔愤怒不已。

　　这段婚姻承受着巨大的张力。在治疗中，我注意到并解释了这一持续规律性增加的二元关系的张力，并建议（他们）找我的同事做夫妻治疗。当他们开始定期的夫妻治疗时，退行缓解了部分张力，我们有更多空间聚焦于精神分析中此时此地的移情。然而，威尔的妻子仍然非常不乐意接受个人精神分析。

　　一些知名的公司邀请威尔，并为他在欧洲提供了极具吸引力的高级职位。他再次变得优柔寡断，并迟迟不能回复这些邀请。他希望有人，也许是K医生，来告诉他该走哪条路。我提醒他，他父亲对他来说曾是这样一个人，他希望我也能扮演同样的角色。他同意我的解释，并告诉我，他非常想念父亲。他担心自己可能会犯错误，选择错误的公司。尽管这是治疗结束期的退行，但我还是有一种内在的感受：他变得更专注，更会互动，更真实。

　　我们都认识到，尽管在他的婚姻和日常工作生活中有持续不断的挫折，但他仍"缺乏愤怒"。威尔告诉我，他想要对每个人都公平。如果他不同意某人的意见，他也会尝试去看看他们的那一面，不像他的父亲和爷爷，他们会因为小小的分歧而大发脾气。他意识到自己内心很愤怒，但大部分情况下只是把愤怒保存在心中，他也不向我表达愤怒。我问他，这是不是因为他想要表现得像一位可敬的、冷漠的、包容的、高贵的、典型的"上帝"。他同意，但提出另一个担忧：如果他生气了，他担心他可能会失去它（上帝这个形象）。他回忆起四年级的一件事，当一个小孩嘲笑他的口音时，他扇了他几个耳光。他确实有殴打和叫喊的幻想，他只是没有把这些告诉我。

　　他开始理解他与周围人的相处方式：要么像他和安妮一样神魂

颠倒地陷入情网，要么冷漠而疏远。他对自己的依恋方式感到很焦虑，所以他也害怕陷入其中。如果他卷进来，接下来会发生什么？被遗弃的念头，令我惊讶的是，甚至死亡在他的联想中浮现出来。

我强调了他的一个重要的转变："你开始注意到，你喜欢人，喜欢有牵挂。"

尽管现在威尔可以舒服地说出她们的名字，但他仍羞于谈论女性。他（在治疗中）越来越多地能够提到生活中一些人的名字，同时，他也开始对我表现出更多的兴趣：我的办公室、我的书以及我是否读过它们。他谈到我们在周末的分离，把我当作"另一个人"。当重新回到他沉思的风格的时候，他坚称沉思时他试着给予我一种责任。他希望我能像他的父母那样，加入并打断他的沉思。当我不理会这些将我拉向见诸行动的力量的时候，他意识到他的"孤独"的本质。为了避免引起强烈的痛苦，他不给任何亲戚打电话，他们中的一些人在美国有相当的影响力。如果他给他们打电话，那么他就会想起他的国家，他的父母，还有他遗忘的人和事。

随着他的情感越来越生动鲜活，他表现出越来越多的自我分析能力，并把我看作"另一个人"，威尔创造出一个令人共鸣的隐喻。他把这种状态比作融化。好像他已经被冻住很多年了，最近的温暖引起了他的手脚的剧痛。

我们通过合作获得的成就感伴随着一阵暖意，我们关系即将结束也伴随着一些悲伤。我思索着：他所认为的融化本质上是让另一个人成为他的故事的一部分，新的客体关系的一部分；深深的嫉妒在他的脑海中得以存放、和解，用我们相当枯燥的理论语言来说，这是创造出一系列新表征的潜力。这些移情、阻抗、对新的客体的探寻将是贯穿于仍然很年轻的他接下来一生的进一步的资源。当我从这些理论思考中回过神来时，我注意到我思考他生活的方式就如同思考我儿子的一样。

这是威尔精神分析治疗的第三年，他即将结束他在公司的工作，有关（治疗）结束的主题开始在他的脑海里弥漫开来。他回忆起许多早年生活中痛苦的变故。他记得十岁时从拉丁语转学阿拉伯语字母表那段日子。他回忆说，当他获得英国一所著名大学的奖学金时，不得不从他深爱的母语转向英语。随后，他又回忆起他非常秘密地从英国来到美国。当他离开时，他充满了兴奋、喜悦和悲伤，但他无法与任何爱的人分享他的喜悦和悲伤。他觉得自己即将离开一个令他感觉很好的国家：在那里他曾是一个完美的学生、运动员，一个男人。我注意到，当他回想这些痛苦的分离时，他在设法保持清醒。

抽屉

随着结束的临近，威尔渐渐意识到他倾向于沉思和优柔寡断的特质，这又引出了一个辛酸的回忆：在他十几岁时有一个抽屉，他会把他的巧克力、口香糖、糖果和小玩具放进去。随着时间的推移，有些东西会变质，但他不会扔掉它们，认为将来会用到它们。所以，这个抽屉最终会塞满了东西。

他把自己的想法类比为抽屉。他不曾利用他自己关于世界的想法和印象来指引自己，就像他把它们堆放在抽屉里，在他的眼里，思考的过程意味着把一些东西扔出他的抽屉。威尔正在考虑在我这儿进行进一步的自我分析。他的父母也做过同样的事情，他们对威尔的令人印象深刻的思考不予理会，说道："长大后你就会有自己的想法，所以把它们放在你心里。"因此，他很难学习到把哪些东西放到抽屉里，把哪些扔掉。他也极力想把每件事都放在内心的抽屉里，不去区分什么是有用的，什么是无用的。

对威尔自我观察能力的提高，我备受鼓舞。他用"抽屉"对他的性格特征做了一个很好的隐喻，因此，我对离开他、让他成长的想法感到很舒适，想着从我自己的抽屉里或许也扔出一些东西。然后，令人担心的是，他的强迫开始增多，他开始有一些明显的强迫症状——反复洗手，离开家时担心是否锁门，开车回来检查，反复确认我们是否已经完成了多年的工作。然而，在这些阶段之后的治疗中，我觉得他还活着，而且我们是有连接的。威尔显然正经历着治疗结束阶段的退行。

威尔在欧洲获得了一份高级职位，巧合的是，与此同时我也收到了一家著名的医院的邀请。当他意识到我正在慢慢收拾我的办公室时，他开始对这件事发表评论。当他把自己孤立到他沉思的茧里时，他才意识到这一点，然后又咯咯笑着说："我又要把你赶走了。"我希望我们的工作能够提高他的自省能力并萌发出一种自嘲的幽默感，并且他第一次对安妮展开了复仇的幻想。他想让她知道，如果没有她，他也可以过上体面的生活。他在脸书上找到了她，认为他应该联系她，并告诉她，他过得很好。

威尔能更自在地对自己的成就感到骄傲，他说，或许他很成功是因为他收到了来自许多国内顶尖公司的邀请。他不太担心我对他的嫉妒。现在，他担心我在某些方面会比他更好，因为他见证了我在自己领域的进步。我反思对长者的嫉妒和同伴之间的竞争，并认识到这两者是不同的。对前者来说，即使现在不行动，你仍有可能打败他，然而在同伴关系中要超越对方，你不得不立即就行动。

我："在刚开始工作时，对你来说，当着别人的面贬低你自己比暗自鄙视他们更容易。在这么多年的咨询工作后，你不会再公开贬低或暗自称赞自己，而是学会如何对现在的自己感到满意，并且不把它看成是一件非常令人羞耻或骄傲的事，你开始意识到不同的自己——兴奋的、无聊的、尴尬的、骄傲的、报复的、宽容的、顽皮的和严肃的。"

威尔："是的。我甚至没有庆祝过我的生日。多年以来，享乐在我的脑海中是被禁止的。就像过去我的父母所做的那样，我自己也在回避它。"

现在我们在交谈，他听到了我的声音，我也听到了他的声音。我意识到自己更积极地作出那种长篇大论的遗传/动力学的解释，把他的过去与我现在的移情关系联系在一起。我想，也许我是在清空我对我们工作的绝望。我评论说，他更有能力从抽屉里扔掉一些东西，就像他离开安妮、他爱的人和我一样。

威尔承认这是一件非常悲伤的事情，而且对他要离开我这件事感到解脱。他要去欧洲，我则要去另一个城市，我不清楚是谁把谁留下了。如果我留下来，他会留下来吗？是他先宣布他的离开还是我先？一切都模糊了。他即将到欧洲开始新的生活，我对遗弃他而感到内疚，同时也对他的下一名分析师产生了强烈的嫉妒。

当我们治疗的小船穿越这个不寻常的结束时，我们都离开了，此刻，我们双方正在经历一个充满情感和幻想的过程时，威尔再次回忆起他的初恋安妮。这一次，他没有昏昏沉沉、苦苦悲伤、落泪不已，他能够谈论她。

对威尔的反思

轻躁狂-强迫性人格组织

威尔有我所说的"轻躁狂-强迫性人格组织"。在诊断系统中，一些作者建议将其作为双相障碍的一种亚型（Akiskal et al.，2000；Gartner，2005）。我认为这是一种慢性的性格特征，而不是像通常在双相情感障碍谱系中看到的那种短期症状。我尝试去思考和讨论这种"人格组织"中的防御性/适应性的因素，这些对分析性的工作很有帮助。

轻躁狂-强迫性人格组织是一种在高成就专业人士中十分常见的诊断：情感的限制，对哀悼的强大防御，人际领域的笨拙，以及具有重要防御功能的突出的工作能力和适应性，带来了显著的职业成就。

在这类病人中，与芭芭拉的虚假自体相比，内部世界的分裂和大量外化并不明显。然而，无论在精神分析治疗的强烈移情发展中，还是在婚姻或与同事的人际关系中，都能唤起一些分裂、压抑的表现。这一发展沿着科恩伯格的神经质人格组织分化，退行到边缘人格组织（Kernberg and Caligor，2005）。

从发展的角度来看，这些人没有像芭芭拉那样的早期创伤。它们来自那些仍具有三元结构的家庭。在这些案例中，父母内在允许他们在大家庭或同龄人中发展其他的依恋关系。

这种人格特质的重点在于，其病理学的方面很容易消失在弘扬努力工作和专业成就的当代文化氛围中。所以这些人在经历了长期的"成功"后，生活的某个方面可能会停滞不前，就像我们在威尔的案例中所见的那样。如果不进行治疗性干预，他们最终可能会陷入巨大的崩溃，甚至可能需要住院治疗。在我长期负责的门宁格诊所的危机干预部门，有很多病人都符合这个特征。

在分析性治疗工作中，技术性任务是当这些特征浮出表面时，治疗师需要觉察到它们，并把病人从神经症的功能水平推到边缘水平的结构框架中，就像威尔退化到的那种水平，他会把物质的／理性的部分引入他深深的孤独和绝望感中。一个原则是，除了作为一种内在表征性的脚本，这些特征也是一系列的人际关系，连接着病人和他生活中的其他人（妻子，朋友，父母，老师或兄弟姐妹）。换句话说，内部世界仍通过投射性认同锚定在与他人的关系中。现实中与病人有稳固的、退行关系的那个人是病人（心理）发展中阻抗的重要来源，正如我提到的很多案例分析所示。

从技术上讲，当这些特征出现时，有不同的方法来解决它们。在分析中，你可以选择在治疗室里处理这种二元关系。然后，探索和解释必须从此时此地的移情–反移情关系转移到治疗室之外的关系中，再到移情以外的工作（Blum，1983）。或者正如奥托·科恩伯格（2008）在他的专著《移情焦点治疗》中所指出的"治疗矩阵（therapeutic matrix）之外的移情"。这可能对治疗中处理阻抗的工作产生一些影响。

另一种有效的治疗干预就是夫妻治疗，或者让投射性认同关系中的另一方进入精神分析：当威尔和他的妻子同意接受夫妻治疗的时候，他和我的工作得到持续的进展。

最困难的案例可能是我们感觉病人已经切断了与古老的中心客体的联系，来解决自己的问题。这可能需要治疗师长期的努力来面质病人，提醒他这段关系还活着，而且有影响。这种情形因为缺乏更好的术语，我暂时称之为"冻结/冷淡疏远的退行"。这与我们在朱迪和凯特的案例中所习惯的近似的、纠缠的、激烈的退行形成了鲜明的对比。

艾尔是与这一古老客体有着"冻结/冷淡疏远的退行"的贴切的例证。他和父母很多年不说话，有足够的钱生活，因此产生了他已经解决了问题的错觉。然而，在内心深处他却与父母痛苦地纠缠在一起，他每天都因为他们而陷入长时间的沉思。因此，他们就像幽灵一样缠着他（Loewald，1960）。对威尔来说，这不是一个问题，他意识到他想忘掉他们，虽然没有艾尔那么痛苦，他的父母也与他很少接触，只存在于他的脑海里。换句话说，威尔的父母占据了一个让他感到内疚和悲伤的空间，而艾尔的父母则像"内摄"的木乃伊或僵尸，他不能追忆而是去沉思，他们一直在纠缠着他。

可能最心酸的例子是我的另一个无法治愈的病人：阿特。

阿特是一位成功的外科医生，也是一家教学医院的教授，幸福地与一位内科医生结了婚。他们有两个儿子，阿特即将成为他医院的下一任首席执行官。他有很强的工作能力，每天早上四点都要查房，这让他的下属和住院医生筋疲力尽。在过去的十年里，他只休息了几个星期，并对自己的职业道德感到无比自豪。

他的父亲是一名蓝领工人，母亲是一位患有慢性精神分裂症的家庭主妇，与儿子有一种独特的关系。当阿特年轻时，在她精神病发作无法照料自己期间，阿特作为一个能干的青少年会帮她洗澡。他会料理家务，对弟弟妹妹来说就像父母一样，保护他们免受失控母亲愤怒的伤害。当他成为一名医生后，他带他的母亲看了许多医生，但她很快就不遵循他们的建议。

三十岁时，因无法说服母亲接受适当的治疗，他感到非常内疚而无助。阿特放弃了他的父母，断绝了与他们的关系。他限制与她的关系，只是定期通过电话联系。他每隔一个月给他们打个电话，然后和他父亲简短地谈一谈。他的母亲永远不会和他说话。阿特觉得这就是他母亲已经完全忘记他的证据。他感到有些悲伤，但也松了一口气。

阿特轻躁的防御方式崩溃后，进入短期住院治疗，他不能定时给父母打电话。之后，令人惊讶却很说明问题的是，他的母亲陷入狂怒中，试图给阿特打电话。当她无法找到他的时候，她打电话给他的妻子，然后是他的朋友，最后是警察，直到警察敲开父母家的门，问他们是否一切正常。这位多年来一直拒绝和儿子说话的母亲，在她的儿子没有按惯例定期给家里打电话之后，她在二十四小时内打了一百多个电话！

第八章
向尊敬的老师致敬

（段东园　译）

本书将以向我伟大的老师们致敬开始，以向其中一位告别结束。这是最初也是最重要的个人告别。几年前，我结束了在精神分析取向心理医院的职业生涯。但令人悲伤的是，这可能不仅仅是一个人的告别；这些令人惊奇的人类生态学正处于磨合的过程中，可能将在未来几十年出现。因此，趁我现在还记忆犹新，或许这是个合适的机会来提供有关这些独特人类生态学的个人思考。这部分内容讲述的是我和心理治疗医院的故事，以及我对其中非凡工作的理解。文中提及的所有医生和病人都非虚构。

K医生——心理治疗医生的神秘之处何在？

我在不同的心理治疗医院工作过，从业20余年，主要是位于土耳其安卡拉的哈西德佩医学院、位于马萨诸塞州斯托克布里奇的里

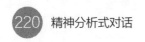

格斯中心和位于得克萨斯州休斯敦的门宁格诊所。

对医院惊人地缺乏认识

当我在这些医院工作期间，我也同时保持着心理治疗和精神分析的繁忙训练。在同时进行这两项工作时我发现一个有趣的现象：精神分析的世界实际上在心理治疗医院中是不同寻常的，医院对于英勇的人类心灵实践毫不知情也毫无兴趣。正如精神分析工作小组从主流精神分析治疗中消失一样，心理治疗医院已经从精神分析的意识中消失了，并且也没有兴趣从独特的精神分析经验中学习。

另一方面，令人困惑的是，这些医院也没有自己实质性的理论。有能力的临床医生、老师或我的同事们在精神分析学院接受了经典的精神分析理论学习，进入医院得知医院是如何以及为何如此运作后都感到失落。但是，他们在工作中恰到好处地借用精神分析成熟精妙的理论，并通过治疗中的咨询关系理论来理解他们的工作。

杰出的临床治疗师Martin Cooperman医生是这种封闭咨询关系方法论的典范。他从板栗小屋（Chestnut Lodge）来到里格斯中心工作，曾与非常有名的传奇人物们，诸如Frieda Fromm-Reichmann（弗里达·弗洛姆-里奇曼），Harry Stack Sullivan（哈里·斯塔克·沙利文）和Otto Will（奥托·威尔）共事。在督导环节中，除了提供有建设性的建议外，他还会经常提到他的一个核心理念："对咨询师的移情就是全部。"我个人认为这是他在医院工作中产生的信条。他常用富有魅力的第二次世界大战海军上校的行话说，病人在医院的复杂结构中的其他卷入——诸如和医生、病友和活动工作人员的交流——都是废话。

Cooperman的观点是一种激进的观点，但他仍代表了相当一部分医院派临床医生根深蒂固的观点。正如弗洛姆在其专著中陈述的一样，通常情况下，通过个体精神分析的心理治疗，理论得以发展，而没有一篇文献将医院治疗作为一个系统性方法（Fromm-Reichmann，1960）。弗洛姆也提到过医院的重要性，但并未像描述她精致的精神分析那样来阐述医院治疗系统（Fromm-Reichmann，1947）。板栗小屋的其他有影响力的精神分析学家也同样关注咨询关系，但并未将医院治疗看作系统性的治疗方法（Pao，1947）。这些杰出的心理医生都忽略了更大系统的重要性，只有强调咨询关系情境的威尔（1964）是个例外。

在弗洛姆专注于个体性工作的同时，医院派医生中出现一些新的情况；与强调咨询关系的弗洛姆不同，Will Menninger（威尔·门宁格）提出了一种精致而严谨的导向，将治疗团体有效地融入在托皮卡市的门宁格诊所的病人治疗工作中（Menninger，1939/1982）。与板栗小屋占主导的临床医生咨询关系二元理论不同，经过数十年的发展，门宁格诊所的工作人员继续强调整个系统基础结构的重要性（Kernberg，1973；Gabbard，1992）。英国的卡塞尔医院也产生了同等重视心理治疗、护理和社会疗法的悠久传统（Main，1957/1989；Griffits and Pringle，1991；Day and Pringle，2001）。

关于心理治疗医院的最新理论研究来自里格斯中心，我也是其中的参与者（Plakun，2011）。我对这个杰出小组的工作的主要批判在于，它缺少一种能被大众共享的系统化的理论。就在我阅读这些章节时，我发现了两条理论线。我自己也认同的一个主要观点是，在个体治疗师的著作中也会呈现出这个趋势：Cooperman的一个改良过的观点是个体心理治疗工作是干预的核心。将个体动力分析心理治疗纳入抱持性/容器性情境中，是比Cooperman更进一步整合的观点，但仍缺乏对抱持性环境治疗作用的精细理解。这个结构组成了一个非特异性支持系统，病人需要在治疗中"参与"进来，或者至多，个体治疗中的咨询关系有一个"游离或分散的移情"（displaced or dispersed transferences，Shapiro，2011）。第二，一种更沉默的理论思路来自在家庭工作的社区服务工作者撰写的章节中。这些章节试图说明医院中重要的多元治疗场所变得更加明显（Tillmam，2011；Krikorian and Fowler，2011；Schwartz，2011；Elmendorf et al.，2011）。

多重治疗水平，多重移情

在我的医院派医生职业生涯末期，我开始评估那个阶段的工作，我后知后觉地对自己说：我的思考不同往日，也是独特的；过去我直觉性地操作了数十年却没有认真思考整合。

但是当我决定把这些思考整理成书籍时，在对文献的浏览和与格林·加伯德（Glen Gabbard）这样的临床医生的交流中发现，以前的临床医生们已经发展出和我类似的方法（Gabbard，1992，2014；Griffits and Pringle，1991；Day and Pringle，2001）。这是一个矛盾的惊喜：我原创性幻想的破灭令人失望，但同时也感到我的想法得到了有力的支持。

这个发现让我想到我的母校校友Mertn Gill的一段充满智慧的话语："我的观点并不是新的。在过往文献中他们会以不同表述和不同侧重的方式呈现。但和其他心理分析的理论和实践一样，它们有时被淡忘有时却又被重新发现，可能有时有些概念上的发展，但经常这种更新源于对过去贡献的无知（Gill，1979，286）。"

依据这个观点，随着本书中我的医院派医生职业生涯的落幕，我认为，我们始终未对这些独特的人类探索有很好的认识，并且很需要对历史资料进行评估。为了更好地进行历史评估，我总结了我对医院工作的理解：

1.我始终坚持令人意外的简单的"均等"观点，心理治疗医院的所有有效治疗干预——个体治疗、家庭治疗、护理、团体环境和艺术部——都是同样有效且重要的。

2.这些多元治疗水平能够加强相互之间的疗效。

3.对于一些特定的病人，咨询场所至关重要。

4.对大多数病人来说，治疗场所的重要性是变化的，像我之前列举各种疗法时提到的，工作重心在医院中会发生变化。

解释一下这几条说明：

对于一个几乎不能出门或在团体会面时始终沉默的重度精神分裂女性来说，个体精神分析治疗可能是核心要素。但是对同一个病人来说，和一个可靠的朋友一同在指导下进入艺术部也是第二有帮助的。对于和社区其他同伴和工作人员发生严重冲突的另一个病人来说，围绕病人攻击行为建立牢固边界可能是一个核心方式。同伴和工作人员在个体和团体会面中用非报复性方式来面质他。一旦病人退回到深深被羞辱的状态，同伴和工作人员也要帮助病人不将自己从小组中隔离出去。因此，威尔弗雷德·比昂（Wilfred Bion, 1962）说，这是一个完美治疗的机会，帮助病人平静，学习和讲述他向外和向内攻击的愤怒，换句话说，治疗情境解决了病人移情/反移情的脚本问题，并为其他人提供了一个新的发展机会。

或者另一个60岁的女性病人，由于一次冲动的自杀行为进入医院。几个月的稳定的疗程后，治疗效果停滞了。她感到更加抑郁了。在对小组进行评估后，治疗师意识到她丈夫挣扎于无法化解的悲痛中，并将此投射给小组中的这个病人。这个投射性的病因通过固定且高强度的治疗被带入并阻碍了治疗进程。发现这点后，治疗工作又再次取得巨大进展。

最后但并非不重要的，也可能患有严重精神疾病的病人，只有将夜间护士作为重要他人才来接受治疗。那么，和夜间护士的关系也和咨询关系一样重要。

因此，医院提供了大量指向同伴和工作人员的移情的可能，也提供了团体移情的工作机会。

现在，让我们进一步加深分析。

谁从心理治疗医院获益?

欧内斯特·西美尔是首家精神分析取向心理医院 Schloss Tegel 的创建者,对这个问题有前瞻性的回答。他记录了一系列精神分析病人的案例,他们的临床问题实际上是"集体神经症"的一个症状。与该病人显著的神经症相对的是,这个病人身边的人会有互补性的"潜在"神经症。西美尔进一步提出,分析治疗中的每一步都会对生活中其他重要他人的心理状态产生影响,他提出了一个先见性的规则:"有时对门诊病人的分析治疗能够成功影响周围人的心理状态。但在我的经验中,更常见的是(与病人有关的)其他人的'消极治疗效果'"(Simmel, 1929)。为了避免这种消极结果,他推荐精神分析疗养院的治疗。

在同时期的精神分析取向医院的记录中,心理治疗医院被描述为治疗由生理因素导致的精神障碍疾病的选择。这里我要多说明的一点是,西美尔(1929)曾暗示过一个似乎很少研究的观察:当病人长期接受心理动力性治疗或和其他有能力的临床工作者指导的精神分析工作时,心理治疗医院还是很有效的。

事实上,根据我个人的经验,大量来到心理治疗医院的病人是由于长期门诊心理动力治疗或心理分析工作停滞;这些病人由于各种原因需要"多重处理器设置"(multiple treater settings, Gabbard, 2014)。这些停滞的治疗在心理治疗医院的大量干预工作后,在心灵内部/人际关系间都会取得巨大进展(Blatt and Ford, 1994)。

心理治疗医院为何以及如何发挥效用

有关理解心理治疗医院有效性的一个有趣的视角来自几个临床工作者的观察。

在Tom Main（1957）的经典文章中提到，一部分病人会在其治疗工作中产生极大的兴趣和抱负。在一次失败的治疗后，病人会经常被提到，并且接管治疗的新的小组中会觉得之前试图帮助这个病人的人都不能理解她。最初入组，带着治疗热情的病人会体会到一系列吸引人的小组互动，从围绕病人产生治疗热情的"入组"到对治疗感到绝望、全体攻击病人的"出组"。充满治疗热情的治疗者可能最终会感到不起作用，感受到深深的愤怒，将病人转介给其他治疗师。这个循环会长期存在。

加伯德进一步拓展了这个观察并提出"特殊病人"的概念，唤起性地描述了治疗双方被压抑的关系："这里谈及的治疗师通常会对病人的治疗预测结果过于积极，但只有以极其敏锐的方式治疗病人才有可能。这些治疗师通常试图非常细致地规定如何对待病人，并警告如未能按照要求操作会造成可怕的影响。他通常会主张之前的治疗失败是由于治疗师未能以合适的方式敏锐地接近病人。经常，这个治疗师已经与病人过度卷入到令人警戒的地步（Gabbard，1986，339）。"

Main和加伯德提到的这个现象被我称为"住院病人的最小公分母"：通过分裂和投射性认同的初级防御形成的咨询共生关系的退行。

如果这个假设成立，那么医院的一个主要功能就是在咨询关系陷入强迫性重复的移情时充当"第三者"，医院中充满了多重关系（Ogden，2004；Muller，2011）。但是医院中的治疗环境，这个"第三者"提供了超越这个重复的可能性。这是一个重复和修复的机会。

一些治疗师在论述中提到，这个"第三者"应用于精神分析治疗关系有不同的意义。我尽量说明得更具体和深入一些，在咨询双方的关系中，这个"第三者"是另一个个体或小组或系统，它本身具有反退行的能力，奥格登主义者认为，"第三者"能补充二元咨询关系中道德、伦理、临床治疗的概念。让我们通过艾尔的案例来回顾一下西美尔的观点。

消极治疗反应

波菲利雅的情人

此刻她是我的，我的，

纯洁无瑕，美丽动人，我想到

有件事要做，就把她的全部头发

当作一根长长的黄绳子，

在她的脖子上绕了三次，

勒死了她。

——罗伯特·勃朗宁

为何病人得到了最好的治疗，但在最初的重要积极反应后会变得更糟糕（Riviere，1936；Bird，1972；Cooperman，1989；Grabel，2008）。乍看之下不明白为何艾尔或朱迪在最初几年的良好治疗工作和实践性进展后变糟糕，或亨利在治疗农场变得稳定后又试图自杀，这些可能代表了"消极治疗作用"的神秘现象。

心理治疗医院的工作对这个常年的困境提供了一个出乎意料的矛盾的语言性解决方案；这些病人变糟可能正是因为得到了最好的治疗和取得了最初的进步。

有关消极治疗作用的假设：客体表征

对我们所有分析师来说，当我们将自己作为一个潜在的新的移情客体时，我们唤醒了对"自体和客体表征脚本"的客体极的竞争嫉妒。当病人尝试在多重治疗关系中接纳我们作为一个新的客体时，过去的内部/人际间客体脚本被唤醒了，这个新的充满爱的客体以大规模重构的方式进入病人的内部/人际生活。

在严重病理学领域，和神经症患者的"重构"不同，他们将面临接受新爱客体加入旧爱客体时产生的深刻且致命的嫉妒。形象地说，这些病人的内部/人际空间是有限的，除非抛弃掉旧的客体。因此，在艾尔、朱迪和凯特的案例中，治疗师的移情邀请激发了他们致命的竞争。当分析师试图变为病人生活中的另一个重要他人时，"有人必须得死"的幻想强制出现，唤起了毁灭性的焦虑。毁灭性的焦虑并非只引起内部的恐惧，同时也引发了人际间的焦虑，因此产生了"消极"治疗效应。如果我们更进一步思考，这个所谓的"消极"治疗可能实际上是一种"积极"治疗效应，因为它有效阻止了死亡。

有关消极治疗作用的假设：自体表征

在原始病理学领域，情况就更复杂一些，因为个体内部的自体一团混乱。艾尔的阻抗的一个根源就是他将我作为新客体产生的依恋关系，引发了深深的嫉妒，并将其贯注于不是他人而是自己，更具体一点地说，任何他人的想法都是自己的想法。Harold Searles（1986）针对这个现象提出他的概念"内部嫉妒（intrapsychic jealousy）"。嫉妒是一个三元概念[1]，嫉妒，在原始病理学中很容易被当作一个二元概念。相似地，羡慕（envy）是一个二元概念[2]，可能退行为内心世界的现象，成为自我羡慕，就像艾尔不能在脑海中同时控制他的想法和行为（Maizels，1985；Kernber，1980s）。

总结一下，我们作为一个新的、足够好的客体的邀请能够帮助病人重复和修复他们的自体客体表征脚本，我们进入病人心灵内部和人际间的贯注和撤销贯注，不可避免地会引起内外部的嫉妒、竞争以及与旧有内部脚本和病人实际关系间的阻抗。Daniel Schwartz

---

[1] 我嫉妒你拥有母亲更多的关爱！我，你，母亲是三元概念，因为关爱不同由嫉妒连接起来。——译者注

[2] 这次考试你取得了好成绩，我很羡慕！我，你是二元概念，因为成绩不同由羡慕连接起来。——译者注

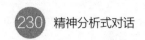

在著作中论述，这可能会导致精神崩溃，在再次治疗真正开始之前，引发即时的消极治疗效应（Schwartz，1990）。

心理治疗医院如何干预毁灭性的焦虑

弗洛伊德教导我们移情的力量，将分析师和病人之间病人的病史变得鲜活起来（Freud，1912）。在心理治疗医院，我们更进一步，通过家庭治疗将移情脚本的实际因素带入场景。当这些承载着部分与集合的其他重要他人被带入治疗中，互动中的防御可以得到直接的面质和分析。因此我们提供了一个机会来解决所有相关人员的严重焦虑：不是通过移情的雕塑，而是通过现实的个体。这个过程，也同时促进了父母和病人的分离以及病人和父母的分离。

第二，在与母性／父性治疗师[1]的二元移情关系中，病人能够比他在过去成长中更有机会尝试不同的内部／人际间解决方式。他被允许甚至被鼓励去发展依恋关系，去探索除了治疗师以外医院中的其他许多可利用的新客体。像这里叙述的病人的病史中提到的那样，这些新客体可能是护士、附近的一个朋友、一个物质滥用咨询师或者其他人。

第三，需要心理治疗医院干预的病人，可以将其当抓手，"修复"各个发展层面的问题。他们在医院中的治疗允许纵向、横向和团体移情脚本的同时唤起；前俄狄浦斯发展出一个坚实的二人关系，然

---

[1] 母性治疗师实际性别可为男性或女性，反之亦然。——译者注

后在俄狄浦斯期发展出应对三人关系、变化的兄弟姐妹和其他重要家人的模式，而后在后俄狄浦斯期、潜伏期、青春期的任务是建立除家人外的人际关系等。因此，很多发展阶段是同步进行的，而不像个体治疗中按序列发展的移情。

所有这些使得心理治疗医院成为一个重要的人类治疗生态社会，能够解决我们在工作室中不能解决的问题。

心理治疗医院的风险——产生过多依赖性

对于治疗停滞/恶化的门诊病人来说，治疗医院能够带来巨大的益处。但是，就和其他有效的治疗干预一样，心理治疗医院也有它独特的风险。

最重要的一个风险可能就是对病人来说，医院中的支持性因素可能转变为无止境的资源依赖（Chiesa et al., 2003）。举个例子，艾尔治疗中的一个主要问题就是一系列的人际关系被带到他面前，而他在外部世界中从未寻找过这些关系。移民家庭和他的叔叔被带入家庭中。因此，医院在某些程度上成为他过去生活的退行性因素，外部世界被带到了他面前。因此，艾尔的一个主要任务就是逃离家庭/医院。他试图通过他的婚外情、加入乐队和高尔夫俱乐部来补偿，在这些地方他能够成为一群人的一分子——这是他在青少年时期错过的任务。

为了说明这种过度依赖的潜在问题，医院系统发展了治疗反应活动的空间，治疗反应被延缓了，退行从一个点开始，病人的自主性和成熟的相互依存关系得到支持。在里格斯中心，通过活动部门和"住院病人"的观念，病人的适应性能力在治疗退行的平衡中被滋养（Sacksteder，personal communication，2015）。在Retrat诊所，活跃的东方哲学导向的模式鼓励非线性反思（Ross，personal communication，2015）。在门宁格诊所，病人被鼓励加入严格的形体训练和每日冥想。卡塞尔医院鼓励病人主动参与从做饭到清洁的医院日常工作（Griffits and Pringle，1991；Day and Pringle，2001）。此外，这些系统通过逐级程序帮助病人逐渐适应医院范围外的外部生活，因此能够帮助病人逐步摆脱对医院的依赖，与外部世界重新建立关系。

似乎毫不相关的军事精神病学领域曾做过一个有趣的有关如何面对医院中的退行力量的实验。在第一次世界大战中，在心理治疗医院出现之前，法国军医对治疗"炮弹休克症"的士兵产生了一些基础又重要的洞察。这些军医注意到，如果病人被疏散到远离战争区域的医院，病人对重返战场会产生巨大的阻抗。根据在1905年日俄战争中的观察，法国医生提出了将治疗靠近战争区域的巧妙想法，并将这个想法命名为"接近原则"。这个军事精神病学的观点后来被证明是保证士兵重返角色的重要干预。后来，在许多不同的地方发生了许多不同的战争，军事精神病学又发展出其他治疗战争中心理创伤的原则（Binneveld，1997）。这个吸引人的研究似乎和医院派精神分析学家的挣扎很相似，我们也总是在试图找到一个最佳的治疗退行水平。

风险——工作人员和环境的破坏性退行

人际复杂性不论对工作人员还是对病人来说都是把双刃剑。这种环境可以非常有帮助，但是我们从小组退行的动力系统中发现，它也很容易变得停滞或具有攻击性，例如在艾尔或亨利的例子中。病人的退行很容易理解，但是更隐蔽和更具破坏性的是工作人员的非治疗性的退行倾向（Kernber，1973；Shapiro，1987）。

在这些系统中，工作人员的生活深受其工作影响，尤其是急性病住院部和私人从业者。这个现象部分是由于工作人员与长期工作的病人建立了强烈、独特的依恋和移情。由于小组和治疗社区的团体结构，工作人员也发展出工作人员内部的联结和动力系统，这也促进了这个现象。虽然这个经历对于严重的疾病来说是必不可少的，但它也带来了比其他医院和门诊设置多许多的、不可避免的工作人员的团体退行的风险。这种工作人员的退行倾向可以轻易将有效治疗转变为攻击和破坏。

风险——将医院当作封闭系统的移情：理想化/贬低

这种能和病人长期工作的独特的系统在现代精神病学领域比较少见，所以它们就成了理想化和贬低的吸铁石。在外人看来，医院可能是被仰慕的客体：它们可以被看作最终治疗的场所，是一个他们可以实现目标的独特场所。或者，也可能通过恶意的嫉妒和蔑视的视角来看待医院：它们像是"落伍的人"，是那些"健康焦虑症"的聚居地。工作人员也可能会在内疚、自大和其他与精神分析治疗无关的因素间摇摆不定。

同时，在这个封闭的空间里，缺乏同类型的系统，可能导致心理治疗医院将面对严重的技术和临床隔离，这就加剧了上面描述的动力系统展现的情况。换句话说，这是个很棒的系统，但存在一个危险的倾向，就是将其他一般的精神治疗系统看作"其他"，因此也会被其他精神系统当作"其他"。这很重要，因此，我们会被提醒存在更大的情境，从而帮助工作人员现实地看待他们的主要功能：心理治疗医院不是治疗精神疾病的主要机构，而是将治疗停滞的门诊病人推回正轨的地方。

我将会用沙利文博士明智的警告作为结束。沙利文通过他与精神分裂症病人先驱性的工作告诉我们"我们是比其他人更简单的人类"。对我们这些在心理治疗医院工作的人来说，很重要的是记住"我们是比其他医院更简单的医院"。

第九章
与精神科医师对话

（薛飞 译）

在我和加伯德博士的交流中，我向一些精神分析取向的医生提出了一系列问题。我请这些带领卓越的治疗体系的临床医生，让我的问题来抛砖引玉，让他们各抒己见，谈谈关于在心理治疗医院中的治疗经验和想法。接下来是这些临床医生对此的回应。

门宁格诊所

格伦·加伯德，医学博士

格伦·加伯德博士是临床精神病学教授，他在休斯敦的贝勒医学院任教。他同时也是休斯敦精神分析研究所的培训师和督导师。从2001年到2011年，私人执业前，他是布朗基金会（Brown

Foundation）的主席和贝勒诊所的主任。从1989年到1994年，他是门宁格诊所的主任，也是成人服务部副总裁。从1996年到2001年，他是托皮卡（Topeka）精神分析研究所的主任。

1. 请简单介绍一下医院情况，如床位数，每年住院人数，病人住院时间，员工人数和基本情况。

我不知道门宁格诊所目前的数据。我只能回答我在那里工作时候的情况。当时它是一所拥有166张床位的医院。起初平均住院时间为11个月，但在我五年任期内急剧下降。我们还必须关闭一些病房，辞退部分员工。因为托皮卡不是一个大都市地区，所以随着住院时间缩短，当地的病人数上不来，入住率下降了。我已经记不清当时人事安排的细节和住院病人数。在我1989年刚来时，有四个长期住院病区，一个短期药物依赖住院病区，一个危机干预急诊病区，一个住院6到8周的中期病区和严重依赖团体的治疗病区。当我在职的时候，我建立了PIC[1]病区，替换了中期病区，还成立了一个自伤病区和一个创伤病区。

2. 在历史上所有治疗医院体系里，你是如何定义和让门宁格诊所不同。

门宁格是最早的精神分析取向心理诊所之一，以西美尔先生开创性的工作为基础。然后，它在威尔·门宁格先生的统筹规划下得以发展。我作为该诊所主任的时候，在肯伯格（Kenberg）先生带领下，这里已经成了客体关系的重镇，我继承了他的意愿继续发展客

---

[1] PIC，Professionals in Crisis的简称，指危机干预病房。——译者注

体关系理论。

3.请谈谈你对于目前其他医院住院病房的设置和各个心理医院/诊所的不同看法？

我对目前的情况还不够了解。

4.为什么（或者什么时候）个体需要入院治疗？请简述以下概念的区别与联系：精神病学、精神分析、心理动力学治疗。

心理动力学治疗并不像医院那样提供24小时不间断治疗方案，精神科门诊和精神分析也是不行的。在自我心理学语境下，对于那些有自我功能缺陷的病人来说，有序的生活和良好的人际关系以及适当活动会有助于他们建立自我，像提高判断力、学会冲动控制、忍受来自同龄人的压力等技巧可以帮助来访者改善他们的自我功能。还有一个需要重视的方面，毫无疑问是危机干预。这种预案可以（或部分）阻止有自杀观念的病人采取自杀行为。

5.您是如何制定心理治疗医院的高效运行机制的？

当我管理和运营医院的时候，会每月与管理团队的精神科医生会面一次，我们将会系统性地努力运用心理治疗思维来改善住院治疗，以上大多建立在客体关系理论和上文提到的自我功能建构方面上。患者来到医院，在没有察觉的情况下在新环境中重新创造了他的内在世界。不同的内在世界和客体表征会投射到其他人或者环境中，然后通过投射性认同，在被投射的客体身上鲜活起来，这个过程可以被理解和干预。分裂就是这种现象的一个很好的例子。在1989年的《美国精神病学杂志》和1986年的《国际精神分析回顾》中，我的论文描述了这种现象，即"精神分析式医院的特殊病人的治疗"。住院环境为病人提供了一个机会，让他们了解自身长期的在院外与他人交往的关系模式，并系统地检查这些模式。

6.哪一类病人心理治疗的效果好？

当我管理和运营医院的时候，人格障碍的病人住院治疗效果较好。

7.哪一类病人心理治疗的效果不佳甚至是恶化？

有些病人具有精神病性障碍或者病人缺乏治疗动机，心理治疗的效果不佳。同时，罹患精神分裂症或者孤独症的患者因为无法进行有效沟通，心理治疗几乎无效。

8.心理医院的未来发展方向是什么？

不知道，但是长期的护理费用的确是个大问题。

哈西德佩大学(Hacettepe)

奥尔汗·艾克拜尔（Orhan Öztürk）：医学博士，哈西德佩大学附属医学院前主席，精神病学荣誉退休教授。该医院位于土耳其首都安卡拉

1957年我在田纳西大学医学院（University of Tennessee Medical School）完成了精神科住院医师培训，在奥斯汀·里格斯中心（1957—1959年）接受了更进一步的精神动力学培训，随后成为那里的一名员工（1970—1972年）。

　　我初次在奥斯汀·里格斯中心培训，那时是该院作为精神分析式医院最出名的时候。罗伯特·P. 奈特（Robert P. Knight）领导了精英培训和研究中心，他是一名出色的临床医生和成熟的管理者。奈特在新英格兰小镇斯托克布里奇（Stock-bridge）创建了一间著名的研究所，并使它成为一个有吸引力的机构，吸引了非常有影响力的精神分析学家，埃里克·H. 埃里克森（Erik H. Eriksen）和大卫·拉帕波特（David Rapaport）等人均在此工作过。20世纪70年代初，当我再回到这里上班时，在奥托·威尔和埃里克森的领导下，里格斯仍然是备受尊敬的训练和治疗中心。

　　1960年我成为安卡拉大学医学院精神病学系的一名教员，1964年加入了哈西德佩医学院。该院新筹备一些系统性的项目，有一个雄心勃勃的目标——建立全国最好的医院/医学院，我被聘任为精神病学系的创始人之一。当时，多数土耳其的精神病学家受到法国和德国学派的生物学方法的严重影响。精神分析在知识分子圈子里是有名的，但在更大的范围几乎不被认可应用于临床。但我认为，这是一个创造新治疗系统的好时机，精神分析的思潮已经开始流行。我也发起了和同事们谈论此事的邀请，他们中的一些人也受过精神分析训练。这是一个令人兴奋和充满挑战的任务。

　　土耳其有其独特的文化底蕴，因此在我看来，显而易见的是我们要创造出一种综合当地文化与精神疾病治疗的融合产物，需要在我工作过的里斯格中心的经验基础上进行修正。但这需要我们集思广益，严密论证。同事们之间为了如何在组群中创造精神疾病治疗的架构进行了数不清的讨论和争辩。有趣的是这种争论延伸到了一些建筑结构方面，比如如何设计我们新病房的内部结构。

我们实施了这个新项目，至少好几年都按照基于心理动力学疗法的精神分析的框架来运营。我们工作的重点是哈西德佩医院精神科的25张病床，作为半开放式病房，还增加了25张日间床位，同时每位病人会分配给一位责任治疗师和责任护士，团队还包括艺术治疗师、精神卫生工作者，他们都参与病人的康复治疗。个体动力学疗法、认知行为疗法、团体心理治疗、家庭工作和社区治疗是主要的心理治疗构架。同时医院给病人提供最先进的药物管理和其他躯体疾病治疗方案。治疗师主要由精神科住院医师和心理学同事指导，而后二者在上级医师／治疗师密切指导下工作。给医学生、实习生、住院医师的理论课程和临床培训基本以心理动力学流派为主，着重对社会心理学发展性概念的讲述，例如，其中一个培训项目就由埃里克森设计。

我们正在尝试建立一种新的治疗环境文化，最初主要是通过主动性训练、团体参与评估和治疗病人来实现的，为此还邀请了工作人员、住院医师、实习生、学生、护士、训练指导，也包括记录员、服务人员等。我们最初的努力初见成效，创造了一种新文化的传统，并且这种文化现在已经代代相传。

哈西德佩建院的一个核心哲学是尊重病人的自主性和尊严。尽管他们遭受着严重的疾病折磨，我们设法向年轻同事和病人传达这种众生平等的理念。因为住院医师的存在，基本原则和微妙的医患关系在团体活动、会谈、案例谈论、督导等场所不断显现出来。

对25例住院病房的空间结构进行简要的描述，包括加床的20到

25名患者，更具体地阐明哈西德佩医院精神基本治疗的性质。在我们建立新病房的哲学和研究治疗方案中，一项核心任务是在综合性医院设立病床，病人不会像外科手术病房那样退行到对医护过度依赖的程度，他们的适应能力在住院期间都是活跃的。所以，我们对病房进行了重大的物理层面改造，创造了大量的生活空间，病人们聚集在一起，与员工进行友好的交谈，参加团体或治疗性会谈。也有一个很大的空间分配给艺术区，病人在指导老师的帮助下参与各种艺术活动和制作手工艺品。我们试图让病人避免被孤立，工作人员也采用类似的方法，把护理站和咨询室放在病区中间。不仅如此，我们在大型综合性医院的病房里想方设法地构建空间，增强结构，一部分职员和病人在一块活动，避免后者的孤立感。

病人最初对这种安排有点惊讶。在医院病房里，工作人员和病人之间的描述是戏剧性的。在一个"医生"几乎被神化的文化中，新关系的民主化，并不一定会模糊角色关系，这对我们的病人来说是一个有趣的经历。我想提醒读者，当这个系统建立的时候，土耳其仍然是一个农业化的国家，有很多来自乡村和小城镇的病人。

五十年后，我和其他敬业的同事一起欣慰地看到了这项改革的最终结果。心理动力学疗法成为土耳其精神病学思想的坚实部分，在改变土耳其的住院医师培训的方法上有很大的影响力。当我回顾这半个世纪的工作时，所有这些医院的发展都给了我一种"人间正道是沧桑"的感觉，正如我尊敬的老师埃里克森（1956）所说的那样。

奥斯汀·里格斯中心

詹姆斯·勒·萨克斯德（James L. Sacksteder），医学博士，奥斯汀·里格斯中心前医学主任/首席执行官，斯托克布里奇，马萨诸塞州

　　奥斯汀·里格斯中心有三重任务。

　　首先，为严重的情感障碍患者提供一流的临床护理。第二和第三重任务是从事患者临床问题的研究和教学工作。

　　以下是中心的一些简介。

　　里格斯中心是一家开放式医院，病人自主决定是否在这里接受治疗，并决定是否继续接受治疗。在一个开放的环境下，我们没有对病人设置任何的隔离或限制措施，也没有对病人说三道四，怀有偏见。每天24小时，每周7天，他们可以自由进出。因此，病人每天都自主决定是否留下来治疗。

　　另一个重点是我们用心理动力学方法来理解病人的困难，并进行干预。心理动力学方法整合了来自护理、治疗社区计划、社工部门与病人家属和精神障碍患者之间的工作，还有精神药物的干预和个人精神分析治疗。病人接受每周四次治疗，这在当代美国精神病领域中几乎闻所未闻。

　　另一部分是提供一个治疗性社区，病人参与我们称为"审查过的生活"的过程。这包括病人作为改变的"活性剂"（active agents）来与身边的人建立新的关系。这里是一个重要的场所，病

人和员工的行为被记录成文字，使得病人有机会了解他是如何通过行为举止影响他人的。病人和工作人员会时刻交流关于他们之间关系的反馈。

还有另外的活动在一栋独立的大楼里进行，病人以学生的身份学习绘画、编织和木工等其他艺术形式。它是医院的一块没有医务人员的区域，一块只属于老师和学生的区域。

所以，在我们的治疗系统中，病人踏进里格斯中心大门的那一刻，就是治疗开始的那一刻。同时，作为开放医院里的公民和学生参与上述活动项目，有助于患者保持其最高功能水平，并改善由住院期间普通治疗引起的退行。最后，这些方法不是附属性的，而是综合性的。病人在整个过程中都和同一团队工作，无论是从最高的护理级别的病人到与医院联系最少的门诊病人。

谢泼德·普拉特康复机构

唐纳德·罗斯，医学博士，原医学主任

1978年毕业于密歇根州立大学，获医学学位。

1982年毕业于杜克大学，完成精神病学住院医师培训；1983年获得首席住院医师称号。

1989年完成华盛顿精神分析学会的精神分析训练。

1983年至今担任谢泼德·普拉特医院精神科医师。

1987—2001年担任谢泼德·普拉特医院住院医师培训和教

学主任。

2002—2015年担任谢泼德·普拉特康复机构医学主任。

任马里兰大学临床精神病学临床副教授。

指导马里兰大学/谢泼德·普拉特精神病学住院医师培训项目。

在华盛顿精神分析研究所参加督导和分析师培训。

谢泼德·普拉特康复机构（Sheppard Pratt）是一个大型、多中心、综合的心理康复中心，它最重要的机构位于马里兰州的陶森，起步于1891年在当地建立的精神卫生中心。

多年来，它是全美国排名第三的使用长程精神分析治疗框架的机构。20世纪20年代，作为男性长程治疗小组的负责人，哈里·斯塔克·沙利文在人际精神病学方面做了开创性的工作。这些病人被认为是精神分裂症患者，并且几乎没有康复的可能；沙利文则认为他们"比其他的人更有人性"，并发展了让他们参与心理动力学治疗的方法，还与距离80千米的板栗小屋有过一段密切的业务往来，两者相互竞争与合作。20世纪60年代，板栗小屋的鲍勃·吉布森（Bob Gibson）和克拉伦斯·舒尔茨（Clarence Schulz）邀请谢泼德（Sheppard）担任管理层，吉布森任医疗主管，舒尔茨担任培训主管。他们都在华盛顿接受过精神分析训练，都受到弗里达·弗洛姆-里奇曼和奥托·威尔的强烈影响。

舒尔茨是我的导师，还有在华盛顿精神分析学会的简·利希滕伯格（Jane Lichtenberg）和朱迪思·乔特（Judith Chused）。我在成人长期住院病房工作很多年，那时正是管理式医疗制度引入临床并重新安排住院病人如何治疗的时期（1985—2000年）。我们从一个323个床位的医院（95%的使用率），致力于进行国家统计在册患者的长期动力学治疗（和精神发育迟滞门诊项目），发展出具有地区特色的制度，拥有了具有从预防到康复的综合护理和专项的新式病房（如进食障碍病房、创伤障碍病房，神经精神病学科，双重诊断科等）。我们的床位使用率不如以前（接近200张），但入院病人数和每年总人数比以前多很多。在新医学主任史蒂芬·沙弗斯坦（Steven Sharfstein，1986年至今）的卓越领导下，我们在美国精神病学快速变化的时期迅速发展并保持了稳定排名。长期的住院治疗被摒弃，取而代之的是对在家中接受治疗和密集门诊的方式的探索，这样"住院"的部分减少了，但仍然是一个健康系统。2002年，谢泼德·普拉特康复机构的领导认为有必要（也有机会）在第三方支付的范围之外重新审视在家中接受长期的动力学康复。很多家庭愿意为本来脱落的医疗服务支付私人费用。这个新治疗方案的制度是在我的领导下产生的，并涉及以下原则：

1.无法从新式的短期住院治疗获得帮助的病人可以在家中获得安全、密集的治疗。

2.中长期治疗（1至3个月或更长时间），同样注重掌握陪伴技巧，允许必要的治疗性退行出现。

3.密集的、专业的心理动力学心理治疗（个人、团体和基于实际情况的）。

4.专业生物医学评估和最先进的医学和精神卫生干预。

5.“东方智慧”的辅助方法的使用，如瑜伽、太极拳和正念冥想，以及从替代医学的角度看待健康。

6.之后，增加了一个有效的认知行为疗法 / 辩证行为疗法部分，并扩展为其他三个治疗哲学的支柱[1]。

7.最后，形成一个综合而非竞争性的方法，认识到所有的治疗都是通过一种治疗关系来实现的。每个人（医生、护士、治疗师们）会积极看待同情、尊重和相互关系的巨大价值。

由于各种原因，我们获得了作为一个附加护理设施（而不是医院病房）的许可，包括对这些设施的偿还选择权，建立了更庞大的谢泼德·普拉特康复系统。这里没有隔离室，也没有隔离病房。我们不接收如下病人，因为我们觉得他们需要一个更包容的环境，比如有强烈的自杀倾向、兴奋躁动和躯体疾病严重的病人。我们已经有这样的病区在谢泼德的急性住院病房，然后在适当的时候将他们转移到康复病房。我们也不接收那些我们觉得无法在治疗环境中与其工作的病人。

随着时间的推移，我们发现治疗对患有复杂情绪障碍、复杂的焦虑症、边缘型人格障碍、精神疾病和药物滥用的病人特别有帮助。很多病人有人格障碍，使他们最初的主诉变得复杂，这使得在较为传统的门诊很难治疗他们。虽然我们取得了一些成功，但对那些沉默的、不愿让人知道的精神疾病患者的疗效并不好。我们对“有毒的”消极人格患者的治疗效果很差，他们过于强大毒化了治疗环境

---

[1]　三大心理学流派：精神分析疗法，认知行为疗法，人本主义疗法——译者注

（部分原因可能是由于我们的规模太小）。在大多数情况下，我们治疗自恋型人格障碍患者相对较好，这可能被认为是该项目的优势。

谢泼德·普拉特康复机构的一个独特之处是，所有的初级治疗师都是经过心理动力学治疗的董事会认证的精神科医生。我们有一种强烈的团队意识和平等主义精神，与其他治疗人员和护理人员一起，努力让员工在工作中使用他们的天赋和治疗能力，并强调向患者学习和相互学习。因此，团队能够承受长期工作的压力，与难以治疗的病人工作，并保持怜悯之心和积极的心态。我们也在病区探索了一些独特的综合治疗方案，包括辩证行为疗法、艺术治疗、马术治疗、自我疗愈（结合精神分析和灵性的观点）、精神层面与物理层面的平衡（结合太极拳的理念和存在心理治疗），等等。以上很大一部分内容来自员工的自身感受，使得他们有能力探索与自己的兴趣和临床需求相关联的项目。

未来令人兴奋又充满不确定性（就像经常用开放的姿态看待它一样）。我们最近开设了克斯顿康复中心（Ruxton House），这是一个康复"毕业后"的大家庭，他们需要更多的时间在治疗环境中治愈，但他们能够更独立地工作，并开始融入社区生活（学校、工作、志愿服务等）。扩大康复中心的规模是有前景的。

我们与马里兰州弗雷德里克的清景城社区建立了合作关系，这是一项针对慢性精神疾病患者的私人付费项目，涉及不同严重程度的住院和门诊治疗。我们正在实施共病治疗规划，我们在校园里与科尔马克诊所（Kolmac Clinic）建立了良好的合作关系，也有机会促进其他合作，如与焦虑和应激障碍研究中心和神经精神病学的合作项目。

另一方面，世界范围内"首批"私人付费治疗的群体正在增长，私人医院是潜在的竞争者。我们需要推出更有效的、有别于这些竞争者的项目，并在医疗市场上利用我们的优势来服务合适的治疗师、家庭和病人。

参考文献◀◀◀

Akhtar, S. (1987). Schizoid Personality Disorder: A Synthesis of Developmental, Dynamic, and Descriptive Features. *American Journal of Psychotherapy* 151:499–518.

——. (Ed.). (2011). *Unusual Interventions:Alterations of the Frame, Method and Relationship in Psychotherapy and Psychoanalysis*. London: Karnac.

Akiskal, H. S., Bourgeois, M. L., Angst, J., Post, R., Moller, H. J., Hirschfeld, R. M. A. (2000). Re-Evaluating the Prevalence of and Diagnostic Composition within the Broad Clinical Spectrum of Bipolar Disorders. *Journal of Affective Disorders* 59(Supplement 1): 5s–30s.

Allen, J. G., Fonagy, P., and Bateman, A. W. (2008). Mentalizing. In *Mentalizing in Clinical Practice*, 25–71. Arlington, VA:American Psychiatric Publishing.

Arlow, J. A. (1995). Stilted Listening: Psychoanalysis as Discourse. *Psychoanal. Q.* 64:215–33.

——. (2002). Transference as Defense. *J. Amer. Psychoanal. Assn.* 50:1139–150.

Bell, D. (1997). Inpatient Psychotherapy: The Art of the Impossible. *Psychoanal. Psychother.* 11:3–18.

Benveniste, P. S., Papouchis, N., Allen, R., and Hurvich, M. (1998). Rorschach Assessment of Annihilation Anxiety and Ego Functioning. *Psychoanal. Psychol.* 15:536–66.

Binneveld, H. (1997.)The Basic Principles of Military Psychiatry. In *From Shell Shock to Combat Stress:A Comparative History of Military Psychiatry,*

137–59. Translated from Dutch by Jon O'Kane. Amsterdam:Amsterdam University Press.

Bion, W. R. (1962). *Learning from Experience*. London:Tavistock.

Bird, B. (1957). A Specific Peculiarity of Acting Out. *Journal of the Psychoanalytic Association* 5:630–47.

——. (1972). Notes on Transference:Universal Phenomenon and Hardest Part of Analysis. *Journal of the Psychoanalytic Association* 20:267–301.

Blatt, S. J., and Ford, R. Q. (1994). *Therapeutic Change:An Object Relations Perspective*. New York and London:Plenum Press.

Blos, P. (1976). The Split Parental Imago in Adolescent Social Relations—An Inquiry into Group Psychology. *Psychoanal. St. Child* 31:7–33.

Blum, H. P. (1983). The Position and Value of Extratransference Interpretation. *J. Amer. Psychoanal. Assn.* 31:587–617.

——. (1994). The Conceptual Development of Regression. *Psychoanal. St. Child* 49:60–79.

Bollas, C. (1987). *The Shadow of the Object:Psychoanalysis of the Unthought Know n*. London:Free Association Books.

Boston Change Process Study Group. (2010). Non-Interpretative Mechanisms in Psychoanalytic Therapy. In *Change in Sychotherapy: A Unifying Paradigm*, 1–29. New York and London:Norton.

Bowen, M. (1978). Toward the Differentiation of Self in One's Family of Origin. In *Family Therapy in Clinical Practice*. New York:Jason Aronson.

Boyer, L. B. (1979). Countertransference with Severely Regressed Patients. In L. Epstein and A. H. Feiner(Eds.)*Countertransference*, 347–74. New York:Jason Aronson.

——. (1986). Technical Aspects of Treating the Regressed Patient. *Contemp. Psychoanal.* 22:25–44.

Busch, F. (1999). *Rethinking Clinical Technique*. Northwale, NJ and London:Jason Aronson.

Canestri, J. (Ed.). (2006). *Psychoanalysis:From Practice to Theory*. Chichester, UK:John Wiley and Sons.

Chiesa, M., Fonagy, P., and Holmes, J. (2003). When Less Is More. *Int. J.*

Psycho-Anal. 84:637–50.

Cooperman, M. (1983). Some Observations Regarding Psychoanalytic Psychotherapy in a Hospital Setting. *The Psychiatric Hospital* 14(1):21–28.

——. (1989). Defeating Process in Psychotherapy. In *Psychoanalysis and Psychosis*. A. L. Silver(Ed.). Madison, CT:International Universities Press.

Couch, A. S. (2002). Extra-Transference Interpretation:A Defense of Classical Technique. *Psychoanal. St. Child* 57:63–92.

Daehnert, C. (1998). The False Self as a Means of Disidentification:A Psychoanalytic Case Study. *Contemp. Psychoanal.* 34:251–71.

Day L., and Pringle, P. (Eds.). (2001). *Reflective Enquiry into Therapeutic Institutions*. The Cassell Hospital Monograph Series No. 2. London and New York:Karnac.

Devereux, G. (1953). Why Oedipus Killed Laius—A Note on the Complementary Oedipus Complex in Greek Drama. *Int. J. Psycho-Anal.* 34:132–41.

Eissler, K. R. (1953). The Effect of the Structure of the Ego on Psychoanalytic Technique. *J. Amer. Psychoanal. Assn.* 1:104–43.

Elmendorf, D., and Parish, M. (2011). A View from Riggs:Silencing the Messenger—The Social Dynamics of Treatment Resistance. In E. M. Plakun(Ed.)*Treatment Resistance and Patient Authority:The Austen Riggs Reader*, 204–23. New York:Norton.

Erikson, E. H. (1956). The Problem of Ego Identity. *J. Amer. Psychoanal. Assn.* 4:56–121.

——. (1970). Reflections on the Dissent of Contemporary Youth. *Int. J. Psycho-Anal.* 51:11–2.

Feldman, M. (1992). Splitting and Projective Identification. *New Lib. of Psycho-Anal.* 14:74–88.

Fenichel, O. (1945). Neurotic Acting Out. *Psychoanal. Rev.* 32:197–206.

——. (1997). Projective Identification:The Analyst's Involvement. *Int. J. Psycho-Anal.* 78:227–24.

Fonagy P., and Target, M. (2003). *Psychoanalytic Theories:Perspectives from Developmental Psychopathology*. New York and London:Rutledge Taylor and Francis Group.

Freud, A. (1968). Acting Out. *Int. J. Psycho-Anal*. 49:165–17.

Freud, S. (1912). The Dynamics of Transference. *The Standard Edition of the Complete Psychological Works of Sigmund Freud, vol.* 12(1911–1913):*The Case of Schreber, Papers on Technique and Other Works*, 97–108. London:The Hogarth Press and the Institute of Psychoanalysis.

——. (1918[1914]). From the History of an Infantile Neurosis. *The Standard Edition of the Complete Psychological Works of Sigmund Freud, vol. 17(1917–1919):An Infantile Neurosis and Other Works*, 1–124. London:The Hogarth Press and the Institute of Psychoanalysis.

——. (1925). An Autobiographical Study. *The Standard Edition of the Complete Psychological Works of Sigmund Freud, vol. 20(1925–1926):An Autobiographical Study, Inhibitios, Symptoms and Anxiety, the Question of Lay Analysis and Other Works*, 1–74. London:The Hogarth Press and the Institute of Psychoanalysis.

——. (1940). Sketches for the "Preliminary Communication" of 1893. *The Standard Edition of the Complete Psychological Works of Sigmund Freud, vol. 1(1886–1899):Pre-Psycho-Analytic Publications and Unpublished Drafts*, 145–54. London:The Hogarth Press and the Institute of Psychoanalysis.

Fromm-Reichmann, F. (1947). Problems of Therapeutic Management in a Psychoanalytic Hospital. *Psychoanal. Q*. 16:325–56.

——. (1960). *Principles of Intensive Psychotherapy*. Chicago:University of Chicago Press. Gabbard, G. O. (1986). The Treatment of the "Special" Patient in a Psychoanalytic Hospital. *Int. R. Psycho-Anal*. 13:333–47.

——. (1992). The Therapeutic Relationship in Psychiatric Hospital Treatment. *Bull. Men-ninger Clinic* 56:4–19.

——. (1994). Sexual Excitement and Countertransference Love in the Analyst. *J. Amer. Psychoanal. Assn*. 42:1083–106.

——. (2000). What Can Neuroscience Teach Us about Transference?*Canadian J. Psycho-anal*. 9:1–18.

——. (2014). Treatments in Dynamic Psychiatry:Multiple Treater Settings.

In *Psychodynamic Practice in Clinical Practice*, 163–84, fifth edition. Washington, DC and London: American Psychiatric Publishing, American Psychiatric Press.

Gabbard, G. O., and Westen, D. (2003). Rethinking Therapeutic Action. *Int. J. Psycho-Anal.* 84:823–41.

Gartner, J. D. (2005). *The Hypomanic Edge:The Link between(a Little) Craziness and(a Lot of)Success in America*. New York:Simon and Schuster.

Gill, M. M. (1979). The Analysis of the Transference. *J. Amer. Psychoanal. Assn.* 27S:263–88.

Gilmore, K. (2005). Play in the Psychoanalytic Setting:Ego Capacity, Ego State, and Vehicle for Intersubjective Exchange. *Psychoanal. St. Child* 60:213–38.

Grabel, S. (2008). When Analysis Makes Patients Worse:The Negative Therapeutic Reaction Revisited. *J. Amer. Psychoanal. Assn.* 56:583–94.

Graham, I. (1988). The Sibling Object and Its Transferences:Alternate Organizer of the Middle Field. *Psychoanal. Inq.* 8:88–107.

Gray, P. (1990). The Nature of Therapeutic Action in Psychoanalysis. *J. Amer. Psychoanal. Assn.* 38:1083–96.

——. (1994). *The Ego and Analysis of Defense*. Northwale, NJ and London:Jason Aronson.

Griffits P., and Pringle, P. (Eds.). (1991). *Psychosocial Practice within a Residential Setting*. The Cassell Hospital Monograph Series No. 1. London:Karnac.

Grinberg, L. (1968). On Acting Out and Its Role in the Psychoanalytic Process. *Int. J. Psycho-Anal.* 49:171–78.

Heede, T., Runge, H., Storebø, O. J., Rowley, E., and Hansen, K. G. (2009). Psychodynamic Milieu-Therapy and Changes in Personality—What Is the Connection?*J. Child Psychother.* 35:276–89.

Hurvich, M. (2003). The Place of Annihilation Anxieties in Psychoanalytic Theory. *J. Amer. Psychoanal. Assn.* 51:579–616.

Johnson, A. M., and Szurek, S. A. (1952). The Genesis of Antisocial Acting Out in Children and Adults. *Psychoanal. Q.* 21:323–43.

Jones, M. (1953). *The Therapeutic Community:A New Treatment Method in Psychiatry*. New York:Basic Books.

Kayatekin, M. S. (2008). Christian-Muslim Relations:The Axis of Balkans and the West. In S. Akhtar(Ed.)*The Crescent and the Couch:Crosscurrents between Islam and Psychoanalysis*, 199–216. Lanham, MD:Jason Aronson.

Kayatekin, M. S., and Plakun, E. M. (2011). From Acting Out to Enactment in Treatment Resistant Disorders. In E. M. Plakun(Ed.)*Treatment Resistance and Patient Authority:The Austen Riggs Reader*, 24–41. New York:Norton.

Kernberg, O. F. (1972). Early Ego Integration and Object Relations. *Ann. N. Y. Acad. Sci.* 193:233–47.

——. (1973). Psychoanalytic Object-Relations Theory, Group Processes, and Administration:Toward an Integrative Theory of Hospital Treatment. *Ann. Psychoanal.* 1:363-88.

——. (1980). *Internal World and External Reality*. New York:Jason Aronson.

——. (2001). Object Relations, Affects, and Drives:Toward a New Synthesis. *Psychoanal. Inq.* 21:604–19.

Kernberg, O. F., and Caligor, E. (2005). A Psychoanalytic Theory of Personality Disorders. In M. F. Lenzenwenger and J. F. Clarks(Eds.)*Major Theories of Personality Disorders*, 114–56. New York and London:Guilford Press.

Kernberg, O. F., Yeomans, F. E., Clarkin, J. F., and Levy, K. N. (2008). Transference Focused Psychotherapy:Overview and Update. *Int. J. Psycho-Anal.* 89:601–20.

Kohut H., and Wolf, E. S. (1978). The Disorders of the Self and Their Treatment:An Outline. *Int. J. Psycho-Anal.* 59:413–25.

Krikorian S. E., and Fowler, J. C. (2011). A Team Approach to Treatment Resistance. In E. M. Plakun(Ed.)*Treatment Resistance and Patient Authority:The Austen Riggs Reader,* 245–68. New York:Norton.

Kris, A. O. (1990). Helping Patients by Analyzing Self-Criticism. *J. Amer. Psychoanal. Assn.* 38:605–36.

LaFarge, L. (2014). Defense and Resistance. In G. O. Gabbard, B. E. Litowitz, and P. Williams (Eds.)*Textbook of Psychoanalysis*, 93–103. Washington,

DC and London:American Psychiatric Publishing.

Laplanche, J. (1974). Panel on "Hysteria Today." *Int. J. Psycho-Anal.* 55:459–69.

Little, M. I. (1951). Countertransference and the Patient's Response to It. *Int. J. Psycho-Anal.* 32:32–40.

——. (1985). Winnicott Working in Areas Where Psychotic Anxieties Predominate:A Personal Record. *Free Associations* 1D:9–42.

——. (1987). On the Value of Regression to Dependence. *Free Associations* 1:7–22.

Loewald, H. W. (1960). On the Therapeutic Action of Psycho-Analysis. *Int. J. Psycho-Anal.* 41:16–33.

Loewenstein, R. J., and Ross, D. R. (1992). Multiple Personality and Psychoanalysis:An Introduction. *Psychoanal. Inq.* 12:3–48.

Main, T. (1957/1989). The Ailment. In J. Janes and E. Rayner(Eds.)*The Ailment and Other Psychoanalytic Essays*, 12–35. London:Free Association Books.

——. (1989). *The Ailment and Other Psychoanalytic Essays*. J. Janes and E. Rayner(Eds.). London:Free Association Books.

Maizels, N. (1985). Self-Envy, the Womb and the Nature of Goodness—A Reappraisal of the Death Instinct. *Int. J. Psycho-Anal.* 66:185–92.

McLaughlin, J. T. (1991). Clinical and Theoretical Aspects of Enactment. *J. Amer. Psychoanalytic Association* 39:595–614.

McLaughlin, J. T., and Johan, M. (1992). Enactments in Psychoanalysis. *J. Amer. Psychoanal. Assn.* 40:827–41.

Menninger, W. C. (1939/1982). The Menninger Hospital's Guide to the Order Sheet. *Bulletin of the Menninger Clinic* 46:21–112.

Modell, A. H. (1976). "The Holding Environment"and the Therapeutic Action of Psychoanalysis. *J. Amer. Psychoanal. Assn.* 24:285–307.

Muller, J. P. (2011). Why the Pair Needs the Third. In E. M. Plakun(Ed.) *Treatment Resistance and Patient Authority:The Austen Riggs Reader*, 97–120. New York:Norton.

Munich, R. L., and Green P. K. (2009). Psychosocial Approaches in Inpatient

Psychiatry. In F. Ovsiew and R. L. Munich(Eds.)*Principles of Inpatient Psychiatry*, 17–41. New York:Walters Kluwer/Lippincott Williams and Wilkins.

Nahum, J. P. (2008). Forms of Relational Meaning:Issues in the Relations between the Implicit and Reflective-Verbal Domains. *Psychoanal. Dial.* 18:125–48.

Ogden, T. H. (1989). *The Primitive Edge of Experience*. Northvale, NJ:Jason Aronson.

——. (1990). Instinct, Phantasy and Deep Structure in the Work of Melanie Klein. In *The Matrix of the Mind*, 9–39. Northvale, NJ:Jason Aronson.

——. (2004). The Analytic Third:Implications for Psychoanalytic Theory and Technique. *Psychoanal Q.* 73:167–95.

——. (2005). On Psychoanalytic Supervision. *Int. J. Psycho-Anal.* 86:1265–80.

Ornstein, P. H. (2008). Heinz Kohut's Self Psychology—And Ours. *Int. J. Psychoanal. Self Psychol.* 3:195–214.

Öztürk, M. O. (2002). Dissociative(Conversion)Disorders. In *Ruh sagligi ve bozukluklari* (*Mental Health and Disorders*), 389–411. Ankara, Turkey:Nobel Tip Publishing.

Paniagua, C. (2012). The Ripple Effect:Patients Influencing Others. *Psychoanalytic Quarterly* 81:849–74.

Pao, P. N. (1979). *The Schizophrenic Disorders*. Madison, CT:International Universities Press.

Plakun, E. M. (Ed.). (2011). *Treatment Resistance and Patient Authority:The Austen Riggs Reader*. New York:Norton.

Popper, K. R. (1963). *Conjectures and Refutations:The Growth of Scientific Knowledge*. New York:Harper.

Racker, H. (1968). Transference and Countertransference. *Int. Psycho-Anal. Lib.* 73:1–96. London:The Hogarth Press and the Institute of Psycho-Analysis.

Renik, O. (2001). The Patient's Experience of Therapeutic Benefit. *Psychoanal Q.* 70:231–41.

Richards, A. D. (2003). Psychoanalytic Discourse at the Turn of Our Century:A Plea for a Measure of Humility. *J. Amer. Psychoanal. Assn.* 51S:73–89.

Riviere, J. (1936). A Contribution to the Analysis of the Negative Therapeutic Reaction. *Int. J. Psycho-Anal.* 17:304–20.

Robertson, S., and Davison, S. (1997). A Survey of Groups within a Psychiatric Hospital. *Psychoanal. Psychother.* 11:119–34.

Roudinescu, E. (2002). France and Psychoanalysis. In E. Erwin(Ed.)*The Freud Encyclopedia:Theory, Therapy, Culture*, 208–12. New York and London:Routledge and Taylor and Francis.

Sandler, J. (1976). Countertransference and Role-Responsiveness. *Int. J. Psycho-Anal.* 3:43–47.

Schwartz, A. (2011). Working with Family Resistance to Treatment. In E. M. Plakun(Ed.) *Treatment Resistance and Patient Authority:The Austen Riggs Reader*, 224–44. New York:Norton.

Schwartz, D. P. (1983). The Open Hospital and the Concept of Limits. In H. Stierlin, L. C. Wynne, and M. Wirching(Eds.)*Psychosocial Intervention in Schizophrenia:An International View*, 83–92. New York:Springer-Verlag.

——. (1986). Loving Action and the Shape of the Object. In D. B. Feinsilver (Ed.) *Towards a Comprehensive Model for Schizophrenic Disorders*, Hillsdale, NJ:The Analytic Press.

——. (1990). Psychosis and Adolescence:The Relation of Intrapsychic Structure Formation and Change to Action and Task. *Psychiatric Clinics of North America* 13(3):401–14.

Scott, M. E. (1998). Play and Therapeutic Action:Multiple Perspectives. *Psychoanal. St. Child* 53:94–101.

Scott, W. M. (1975). Remembering Sleep and Dreams. *Int. Rev. Psycho-Anal.* 2:253–354.

Searles, H. F. (1973). Concerning Therapeutic Symbiosis. *Annu. Psychoanal.* 1:247–62.

——. (1986). Jealousy Involving an Internal Object. In *My Work with Borderline Patients*, 99–155. London:Jason Aronson.

Shapiro, E. R. (2011). A View from Riggs:Examined Living—A

Psychodynamic Treatment System. In E. M. Plakun(Ed.)*Treatment Resistance and Patient Authority:The Austen Riggs Reader*, 269–84. New York:Norton.

Shapiro, E. R., and Carr, A. W. (1978). Disguised Countertransference in Institutions. *Psychiatry* 50(1):72–82.

——. (1991). *Lost in Familiar Places.* New Haven, CT:Yale University Press.

Shapiro, E. R., Zinner, J., Shapiro, R. L., and Berkowitz, D. A. (1975). The Influence of Family Experience on Borderline Personality Development. *Int. R. Psycho-Anal.* 2:399–411.

Shapiro, R. L. (1987). The Family in the Psychoanalysis of the Young Adult. *Psychoanal. Inq.* 7:59–75.

Simmel, E. (1929). Psycho-Analytic Treatment in a Sanatorium. *Int. J. Psycho-Anal.* 10:70–89.

Skogstad, W. (2003). Internal and External Reality in In-Patient Psychotherapy:Working with Severely Disturbed Patients at the Cassel Hospital. *Psychoanal. Psychother.* 17:97–118.

Stern, S. (2009). Session Frequency and the Definition of Psychoanalysis. *Psychoanal. Dial.* 19:639–55.

Tillman, J. G. (2011). Integrative Psychodynamic Treatment of Psychotic Disorders. In E. M. Plakun(Ed.)*Treatment Resistance and Patient Authority:The Austen Riggs Reader*, 178–203. New York:Norton.

Tindle, K. (2006). Negative Therapeutic Reaction. *Brit. J. Psychother.* 23:99–116.

Tronick, E. Z. (2003). "Of Course All Relationships Are Unique." *Psychoanal. Inq. Psa In-quiry* 23:473–91.

Tyson, R. L. (1996). The Good Boy Syndrome and Malignant Academic Failure in Early Adolescence. *Psychoanalytic Study of Child* 51:386–408.

Vivona, J. M. (2007). Sibling Differentiation, Identity Development, and the Lateral Dimension of Psychic Life. *J. Amer. Psychoanal. Assn.* 55:1191–215.

Volkan, V. D. (1984). *What Do You Get When You Cross a Dandelion with a Rose?The True Story of a Psychoanalysis.* New York:Jason Aronson.

——. (1987). "Six Steps in Treatment." In *Six Steps in the Treatment of Borderline Personality Disorder*, 85–104. London:Jason Aronson.

——. (2014). *Animal Killer:Transmission of War Trauma from One Generation to the Next*. London:Karnac.

Will, O. A., Jr. (1964). Schizophrenia and the Psychotherapeutic Field. *Contemp. Psychoanal.* 1:1–29.

Winnicott, D. W. (1947). Further Thoughts on Babies as Persons. In *Child and the Outside World*, 134–40. New York:Basic Books.

——. (1949). Hate in the Counter-Transference. *Int. J. Psycho-Anal.* 30:69–74.

——. (1953). Transitional Objects and Transitional Phenomena—A Study of the First Not-Me Possession. *Int. J. Psycho-Anal.* 34:89–97.

——. (1960). Ego Distortions in Terms of True and False Self. In *The Maturational Processes and the Facilitating Environment*, 140–52. New York:International Universities Press.

Zetzel, E. R. (1968). The So-Called Good Hysteric. *Int. J. Psycho-Anal.* 49:256–60.

译者后记 ◀◀◀

一百多年前，以弗洛伊德为代表的心理学家们将时代目光由星辰大海转到内心世界，从梦的解析、日常生活中的心理病理学、癔症研究再到后继者们对儿童、女性、团体、集体心理的研究等来构建看不见、摸不到的人类内心是如何工作的。这种伟大的成就使世人得以脱离对精神疾病的愚昧认识，有助于减轻病人痛苦、家庭负担。相关行业则蓬勃发展，人才辈出，门派林立。

而这一百多年的历史，却是中华民族忍辱负重，自力更生的抗争史。经过半个多世纪的艰苦奋斗，虽然我国已经成为世界第二大经济体，但这个民族的苦难与伤痛需要被看到、被疗愈，不论是历史遗留问题还是新时代心理疾病。作为弗氏的追随者，我们学得越多就越了解心灵世界的幽微，能体会从个体到民族的伤痛有多深。

我们不忍看见来访者挣扎于各种病痛之中，便自觉地学习、交流，从不回避人性的阴暗面，也常感动于爱与修复的能力。这个漫长的疗愈过程会让我们学会放下很多，也得到很多，这可能是精神分析心理治疗最有魅力的地方。近年来欣喜地看到不仅精神分析，其他心理治疗流派在国内也被融合吸收，似乎有燎原之势；东西方文化交流也日益丰富，这样的大势下我们也愿做那"星星之火"。

本书作为凝结沙格曼（中国学生亲切地称他"赛满堂"）博士30余年临床经验与思考的著作，以案例的形式分享了他对精神分析住院治疗和个体/家庭治疗的体悟。文中对人性深刻的洞察，对反移情勇敢的剖析，对艰难的咨询过程忠实的记录，对精神分析理论的拓展都让人印象深刻。更难能可贵的是，他还暴露了自己个案概念化的过程，对来访者构建假设的经验之谈。本书的确是不可多得授之以渔的著作，对国内心理咨询师、精神科医师都有借鉴价值；对心理学爱好者或罹患精神疾病的人及其家属也有参考价值。

翻译小组多次内部交流，一致认为这是大师级的作品，能够获得授权、参与翻译是我们的荣幸。组员都是抽时间来做这件事，在没有承诺翻译费用的前提下，克服生活中的困难，出色地完成了任务，并表示了会继续翻译下一本著作的意愿。我作为负责人，衷心地感谢他们。我清醒地认识到这不是因为我的个人魅力，而是展现出国内对精神分析的巨大需求与热情。

阅读英文原文，从专业角度理解文章内容并体会弦外之音，根据语言习惯的不同再翻译成适合读者理解的中文，初稿后再校阅，又经编辑反复润色，这一过程对每位参与者而言都是一场心灵之旅，仿佛穿越时空进入治疗室，看到生命深处真实的相遇、挣扎、冲突、成长。有时一声长叹，生命艰难；有时泪流满面，治疗不易。

感谢时代，让西部地区普通的精神科医师有机会接受"中美班"这样高水平的精神分析培训，结识出色的老师与同学，有幸翻译本书。

我们请童俊教授写序，她对本书非常欣赏，但对翻译提出了更高的要求，于是我们又主动联系李小龙教授逐字审校。这既是对新人的鼓励，也是鞭策。前辈治学严谨的精神让我辈敬仰。

我们主观上希望提供给你和翻译过程中一样的阅读体验，但囿于见识、水平，难免词不达意，佶屈聱牙。故恳请各位专家同道提供宝贵的意见和建议，让我们共同进步。联系邮箱：xuefeill@163.com。

本书各章节译者分工：第1章、第4章由王昊飞（江苏省人民医院临床心理科医师、南京医科大学精神病学在读博士、南京医科大学第一临床医学院医学心理学教研室秘书）翻译；第2章由胡华（重庆医科大学附属第一医院心理卫生中心主任医师）教授翻译；第4章由蓝心（中科院心理所在读博士、精神分析取向心理治疗师）翻译；绪论、第5章、第6章、第7章、第9章由薛飞（本书主译）翻译；第8章由段东园（北京师范大学心理学部硕士、精神分析取向心理治疗师）翻译。

"诸可还者，自然非汝；不汝还者，非汝而谁？"

愿你在阅读中体会心灵幽微，拨开知见迷雾，找到通向心灵自由的智慧之路。

薛　飞

2019年12月，西安

图书在版编目（CIP）数据

精神分析式对话：从心理医院到躺椅/（美）沙格曼·卡亚金（Sagman Kayatekin）著；薛飞等译. --重庆：重庆大学出版社，2020.5
　　（鹿鸣心理. 心理咨询师系列）
　　书名原文：Psychoanalytic Conversations: from the psychotherapeutic hospital to the couch
　　ISBN 978-7-5689-2014-8

　　Ⅰ.①精… Ⅱ.①沙… ②薛… Ⅲ.①精神疗法
Ⅳ.①R749.055

中国版本图书馆CIP数据核字（2020）第047073号

精神分析式对话：
从心理医院到躺椅
JINGSHENFENXISHI DUIHUA: CONG XINLIYIYUAN DAO TANGYI

[美] 沙格曼·卡亚金（Sagman Kayatekin）　著
薛　飞　等　译
鹿鸣心理策划人：王　斌

责任编辑：敬　京
责任校对：刘志刚
责任印制：赵　晟
*
重庆大学出版社出版发行
出版人：饶帮华
社址：重庆市沙坪坝区大学城西路 21 号
邮编：401331
电话：（023）88617190　88617185（中小学）
传真：（023）88617186　88617166
网址：http://www.cqup.com.cn
邮箱：fxk@cqup.com.cn（营销中心）
全国新华书店经销
重庆市正前方彩色印刷有限公司印刷
*
开本：890mm×1240mm　1/32　印张：9　字数：205 千
2020 年 5 月第 1 版　　2020 年 5 月第 1 次印刷
ISBN 978-7-5689-2014-8　定价：49.00 元

Psychoanalytic Conversations: From the Psychotherapeutic Hospital to the Couch
by M. Sagman Kaya tekin
Published by agreement with the Rowman & Littlefield
Publishing Group through the Chinese Connection Agency, a division of The Yao
Enterprises, LLC.

版贸核渝字（2018）第149号